U0390454

儿童健康家庭医生

ERTONG JIANKANG JIATING YISHENG

丁　樱　主　　编

孟德诗　执行主编

吉林大学出版社

长春

图书在版编目（ＣＩＰ）数据

儿童健康家庭医生 / 丁樱主编 . -- 长春 : 吉林大学出版社 , 2021.5
ISBN 978-7-5692-8287-0

Ⅰ . ①儿… Ⅱ . ①丁… Ⅲ . ①小儿疾病－常见病－诊疗 Ⅳ . ① R72

中国版本图书馆 CIP 数据核字 (2021) 第 092625 号

书　　名：儿童健康家庭医生
　　　　　ERTONG JIANKANG JIATING YISHENG

作　　者：丁樱　主编
策划编辑：李承章
责任编辑：李欣欣
责任校对：刘守秀
装帧设计：百悦兰阁
出版发行：吉林大学出版社
社　　址：长春市人民大街 4059 号
邮政编码：130021
发行电话：0431-89580028/29/21
网　　址：http://www.jlup.com.cn
电子邮箱：jdcbs@jlu.edu.cn
印　　刷：鸿鹄（唐山）印务有限公司
开　　本：880mm × 1230mm　1/32
印　　张：8
字　　数：130 千字
版　　次：2021 年 5 月　第 1 版
印　　次：2021 年 5 月　第 1 次
书　　号：ISBN 978-7-5692-8287-0
定　　价：46.80 元

编委会

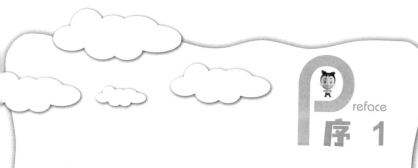

　　我们中华民族传统道德的精粹之一是"尊老爱幼"。时至今日，在社会经济迅速发展、人民群众生活水平不断提高的条件下，民众对于卫生保健知识的需求也愈加迫切。尤其是对于儿童的健康成长，成为每一个家庭关注的头等大事。为了适应这一社会需求，丁樱、孟德诗等儿科专家学者本着"幼吾幼，以及人之幼"的理念，通力合作，在繁忙的工作之余，从儿童家长和基层医药工作者实际需要出发，编写了这部《儿童健康家庭医生》。

　　本书不尚浮华，但求切合实际，以通俗易懂、简洁明了的语言，将与儿童保健治未病，中西医结合认识、治疗、护理儿科常见病的知识——娓娓道来。其中介绍了儿童年龄分期，儿童发育特点，不同年龄组儿童的呼吸、脉搏正常值，7 岁以下男童、女童身高（身长）、体重标准值，可以用于衡量儿童的生长发育水平。新生儿甫离母腹，"五脏六腑，成而未全，全而未壮"，发病率处于人生最高峰，如何带他们走好人生第一步，必须加强护理，本书对于新生儿的哺乳喂养、皮肤护理、五官护理，以及常见病新生儿硬肿病、红臀的护理详加说明，对于他们安全渡过新生儿期有重要的指导价值。发热是常见的儿科临床问题，儿童发热有哪些常见病？如何做好家庭护理、安全有效用药，这些令家长揪心的事儿都可以从本书中找到答案。吹风着凉、交叉感染，使呼吸系统疾病成为儿童最常见的一类疾病，尤其是感冒、急性喉炎、急性支气管炎、肺炎、支气管哮喘，几乎每一个儿童都难以幸免，怎么知道孩子是不是患了这些病？属于疾病的哪个类型？怎样预防、治疗和护理？本书会逐一教您科学的应对方法。饮食不节、饮食不洁，是儿童易患消化系统疾病的主要原因，鹅口疮、口腔炎、呕吐、腹痛、厌食、积滞、腹泻等疾病让年轻的父母措手不及，如何护理？怎样食疗、药疗，或者在家中用简易的推拿等方法处治？病情重者患儿呕吐、腹泻不止，或者腹痛辗转不安，让家长慌乱不安，如何应对？本书都能教您一些医学常识，帮助您分辨病情轻重，可以在家中简易处理还是必须迅速送医院诊治。此外，还有儿科常见的泌尿系统疾病，常见传染病、皮肤病的出疹，

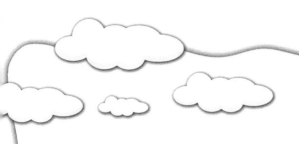

常见外伤，本书都有比较详细的介绍，可以使您及早认识疾病，知道采取正确的处理措施。

　　《儿童健康家庭医生》是编写团队在辛丑年六一儿童节之际送给孩子们的一份厚礼，饱含了他们关注儿童健康、为家长们排忧解难的拳拳之心。在本书付梓之际，我郑重地将本书推荐给孩子们的家长和在城市社区、农村基层为儿童健康服务的医药工作者，让这本书广泛传播，在造福儿童健康的神圣事业中发挥积极、有效的作用！

世界中医药学会联合会儿科专业委员会会长

南京中医药大学教授

汪受传

2021 年 6 月 1 日

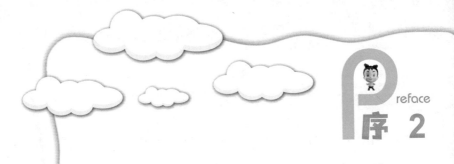

儿童强，则少年强，则国家强！呵护儿童健康，是时代赋予我们的历史使命。在中国共产党成立100周年之际，欣闻全国名中医、河南中医药大学儿科医学院院长、第一附属医院儿科学科学术带头人、中国民族医药学会儿科分会会长、世界中医药联合会儿科分会副主任委员、中华中医药学会儿科专业委员会名誉副会长、国家儿童用药专家委员会委员丁樱教授组织儿科同道编撰的儿童家长科普读物《儿童健康家庭医生》即将由吉林大学出版社出版发行，这是我们儿科战线向党献礼的具体实践之一。本人应邀为本书作序，作为一名奋战在儿科一线数十年老兵的我，很感自豪，我们全体儿科同道更是自豪！

现实生活中，有相当一部分家长对儿童健康管理方面的专业化知识比较匮乏，导致许多儿童常见疾病因为预防不科学、家庭用药不当和家庭护理不当等造成的不该发生而发生的不良事件很多。因此，开展儿童家长关于儿童常

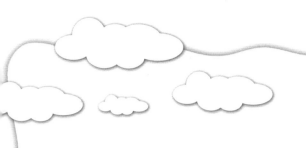

见症状的初步疾病判断与家庭处理、常见疾病的家庭用药安全和儿童常见传染病的科学预防及日常家庭护理等知识的普及教育工作是十分必要的，这本《儿童健康家庭医生》的发行问世，将会成为广大儿童家庭常备的工具书。

本书图文并茂，内容丰富，中西医融合，既考虑到专业知识的科普教育，又考虑到不同知识层面儿童家长的接受度问题，通俗易懂，易学、易操作，具有很强的实用性。

本书涵盖了儿童呼吸系统、消化系统、泌尿系统等常见病、多发病以及皮肤外伤、皮肤疮疡、皮疹等多学科知识，并对相关疾病的家庭常用药物的安全性、临床疗效和注意事项等内容进行了较为详细的介绍，让儿童家长不仅能够了解儿童常见疾病的发生、发展和预后特点，而且对儿童呼吸系统和消化系统、泌尿系统以及皮肤病等初步诊断与鉴别诊断进行了较为详尽的介绍，该科普读物，不仅适用于儿童家长，对社会药房的从业人员来说也是一部不可多得的儿科学科普丛书，同时适用于社

区卫生服务站、乡村卫生室、乡村个体诊所等基层医务工作者阅读和学习。

听说大家为了将本书赶在党的百年华诞之际的六一儿童节定稿成书，向党献礼，编委们流下了辛勤的汗水，在此谨代表儿科同道为丁樱教授为首的孟德诗、陈文霞、张霞、李向峰等编委团队的无私奉献精神表示崇高的敬意，为她们的时代担当精神给予点赞。

以此为序，希望今后能够涌现出更多的儿科同道积极加入到呵护儿童健康的家庭科普队伍中来，为儿童家长普及医学知识，为造福儿童家庭，为健康中国做出积极的贡献。

首都医科大学附属北京儿童医院

2021 年 6 月 1 日

　　儿童处于生长发育阶段，其免疫系统发育尚不健全，最容易受到外部自然环境、家庭生活环境和社会环境等影响而导致健康问题。现实生活中有一大部分的儿童家长未受过规范化、系统化和专业化的医学教育，对儿童的常见病防治和传染病预防等专业知识比较匮乏，因此，我们编写了《儿童健康家庭医生》作为儿童家长学习关于儿童常见病、多发病防治和传染病科学防控的科普知识读物，希望能够为儿童健康成长保驾护航。

　　本书从儿童的年龄段界定的基础常识入手，就儿童常见症状的疾病判断与家庭处理、常见疾病诊疗和传染病预防、常见疾病的家庭处理、日常护理及膳食营养等多方位进行专业普及，涵盖了儿童呼吸系统和消化系统常见病、多发病以及皮肤外伤、皮肤疮疡、皮疹等多学科知识，并对相关疾病的常用药物进行了详细介绍，涉及药物的安全性、临床疗效和药物特点等具体说明。让儿童家长不仅能够了解儿童常见疾病的发生、发展和预后特点，而且对儿童呼吸系统和消化

系统以及皮肤病等常见病的诊断与鉴别诊断进行了较为详尽的介绍，将专业的医学术语进行通俗化解释，将复杂的疾病诊疗与防治知识进行浅显易懂的通俗化描述，让具有初中以上文化基础的儿童家长都能易学易懂易操作。

本书是一部儿童家庭必备的工具书，也是药店工作人员必读的一本儿科学书籍，同时更是适合乡村医生、社区卫生服务站医务工作者们阅读和学习的参考书籍。

本书编写形式特别，图文并茂，内容丰富，既考虑到专业化科普教育，又考虑到不同知识层面儿童家长的接受度问题，尽量将专业化的医学词汇用通俗化的语言来表达，编委们在编写过程中付出了诸多艰辛与不懈努力，历经数次修改，反复推敲，并广泛征询了儿科相关科室的门诊及住院医师的意见和建议，他（她）们为本书编写工作的顺利完成提供了许多帮助，在此一并致谢。因编写时间有限，虽然编写形式新颖，但不足之处在所难免，在此欢迎广大读者提出宝贵意见和建议，以利再版时改进。

主编

2021 年 1 月

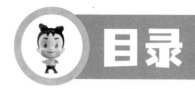

目录

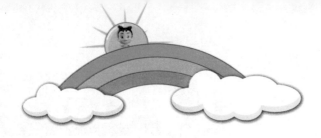

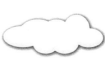

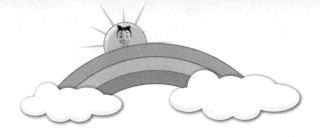
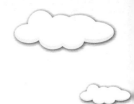

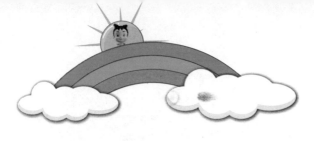
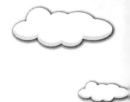

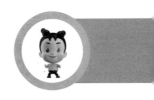

>>> 第一章

儿童年龄分期

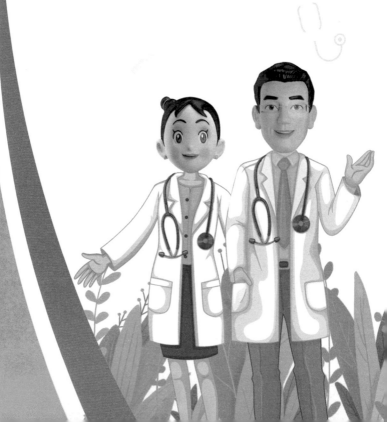

一、儿童的年龄段是如何划分的?

全国高等学校教材《小儿内科学》(第5版)将小儿年龄从受精卵开始到停止发育分为7个时期。

1. 胎儿期:受精卵形成至胎儿出生前。

2. 新生儿期:出生至28天。

3. 婴儿期:出生至1周岁。

4. 幼儿期:1～3周岁。

5. 学龄前期:3周岁至6～7周岁。

6. 学龄期:

女性6～7周岁至12周岁;

男性6～7周岁至13周岁。

7. 青春期:

女性11～12周岁至17～18周岁;

男性13～14周岁至18～20周岁。

二、儿童的发育特点与成人有什么不同？

儿童不是成人的缩影，小儿与成人的差异不仅仅是体格上的大小。小儿与成人相比各个方面的差异主要表现在 6 个方面：（1）各器官功能差异；（2）对疾病免疫力差异；（3）对疾病的反应差异；（4）对药物剂量和耐受程度差异；（5）心智发育及运动能力差异；（6）情绪反应方式及类型差异。

三、各年龄组小儿呼吸和脉搏有什么不同？

不同年龄组	呼吸	脉搏
新生儿（28 天以内）	40～45 次 /min	120～140 次 /min
1 岁以内	30～40 次 /min	110～130 次 /min
1～4 岁	25～30 次 /min	100～120 次 /min
4～8 岁	20～25 次 /min	80～100 次 /min
8～14 岁	18～20 次 /min	70～90 次 /min

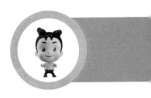

>>> 第二章

新生儿家庭护理

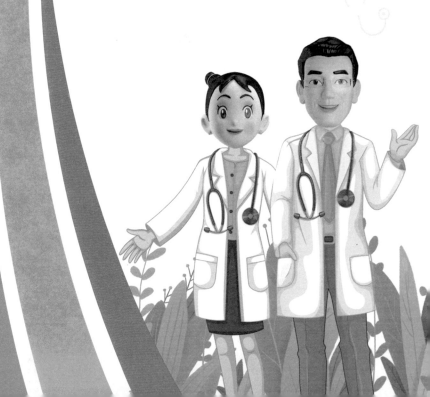

一、新生儿定义

新生儿是指胎儿从母体娩出到出生后 28 天，这段时期称为新生儿期。

二、新生儿哺乳与喂养应注意些什么？

新生儿离开母亲的子宫进入一个全新的自然环境中生活，需要一个适应的过程，哺乳与喂养显得尤为重要，但又是一门说起来简单做起来难的学问，应注意以下几个问题。

（一）何时开始喂养？

新生儿出生后母乳喂养越早开始越好，一般为出生后半小时左右。即使妈妈暂时还没有分泌乳汁，但是也要尽量让新生儿吮吸乳头，不但可以促进乳汁分泌，而且还可以增进母婴感情，同时有利于母体伤口愈合。

（二）小孩喂养时应保持什么体位？

最好采取"竖抱位"，其次是"斜抱位"，不宜"平抱位"，喂养时新生儿和母亲相对而视，可以增加母婴间亲密感。

（三）给宝宝喂奶时母亲在个人卫生方面应注意些什么？

母乳喂奶前应先洗手，并将乳头清洗干净，如母亲患有呼吸道疾病，应戴口罩，如乳房皮肤有破裂或炎症，应咨询医生根据情况决定是否继续哺乳。

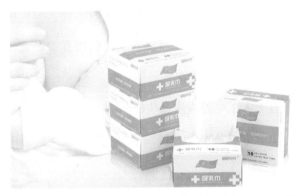

母亲喂养宝宝后，有条件的家庭最好使用产妇专用吸乳巾擦干乳头，以保持乳头和内衣的清洁，防止滋生病原微生物。产妇专用吸乳巾为近年来新上市的新生态环保型纸巾，干用不掉屑、吸水力强，浸湿后仍有很强拉力，经高温灭菌，

可降解。如果使用普通纸巾容易掉纸屑，下次喂奶时容易被宝宝吸入肚子里。常用湿纸巾含有防腐剂和防霉剂等，女性产褥期不建议使用，会影响宝宝健康。普通毛巾或纱布容易带有病原微生物，每次使用前最好用高温消毒。

（四）给宝宝哺乳时如何科学使用乳房？

哺乳时最好将一边乳房吸空，再换另一边乳房，以防残奶瘀积在乳房内，如一边乳房一次吃不完，但乳房内仍有多余乳汁，最好挤掉，这样有利于促进乳房正常泌乳，并且可避免乳汁瘀积或继发感染。

（五）人工喂养应注意些什么？

人工喂养尽量不要直接喂服新鲜奶，因为鲜奶中的蛋白质等营养成分不适合新生儿。

混合喂养（母乳喂养和代乳品喂养相结合）时，应先以母乳喂养为主。

人工喂养时，奶嘴洞大小应适中，并注意温度，喂奶时尽量不要让宝宝吸进空气，以免吐奶。喂完之后可轻拍

8

宝宝背部，以免积气。

一般情况下 3h 左右喂一次，每次以吃饱为原则：即宝宝吃奶后不哭不闹，且体重正常增长。

每次喂奶后应对奶瓶和奶嘴进行严格煮沸消毒。

三、新生儿皮肤护理应注意些什么？

出生不久的新生儿，在脐带未脱落前，尽量不用盆浴，有条件的家庭可使用新生态新生儿专用洗面巾擦身，一般家庭可用经过高温消毒过的温毛巾或纱布，不主张使用湿纸巾。脐带脱落后，则可给予盆浴，宜用无刺激的婴儿专用香皂，浴后有条件的家庭最好使用新生儿专用洗面巾轻轻擦拭，没有条件的家庭最好使用高温消毒过的干软毛巾将婴儿身上的水吸干，也可在皮肤皱褶处涂少许香粉。

每次换尿布后，有条件的家庭最好使用新生态新生儿专用环保屁屁巾，近年来中国市场已经上市，该屁屁巾可干湿两用，干用不掉屑，湿用不会糊，韧劲大，不断裂，可降解。

不具备条件的家庭最好使用经过高温消毒过的温热毛巾将臀部擦干净，新生儿不用湿纸巾，防止皮肤过敏，形成红臀。

新生儿不宜使用肥皂。肥皂是一种脱脂剂，新生儿皮肤娇嫩，需要保留天然油脂，不需要肥皂脱脂。6周后可以使用肥皂。

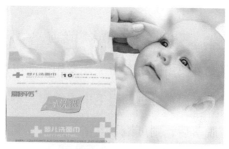

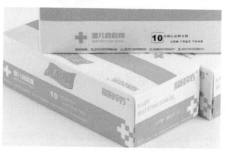

四、新生儿五官及肚脐护理应注意些什么？

（一）眼部护理

新生儿眼部清洗时，先把几个棉球在水里沾湿，再挤干水分，擦每一只闭上的眼睛的时候都要换一个新的棉球，从内眼角向外眼角擦。

如有新生儿白眼球发红现象，不要惊慌，因为新生儿血管脆嫩，有的新生儿出生时，受产道挤压，巩膜小血管破裂出血，巩膜（白眼球）上常有鲜红色小片状出血灶，一般不须特殊处理，数日后可自行吸收消失。如果长时间不消失，应就医诊疗。

（二）鼻部和耳部护理

鼻子和耳朵具有自净功能，有分泌物时，用棉签轻轻擦拭即可。

（三）肚脐的护理

婴儿一出生脐带就会被剪断，只留下5～8cm的根部。1～2周脐带自然干枯脱落。

如果有发红现象，或有液体渗出或有明显感染症状，及时咨询医生。

有的婴儿患有脐疝，一般 1~2 年自然痊愈。如不断扩大或者总不见痊愈，应就医治疗。

五、新生儿头顶部的"胎垢"如何处理？

有些新生儿出生后不久，头顶部前囟门部位会出现"胎垢"（黑色鳞片状硬痂），俗称"胎灰"，不易去掉，对孩子健康多无影响，一般无须处理。有些家长想把它去掉，建议用消毒过的植物油或石蜡油局部涂擦后予以包好，待胎垢充分软化后 12h 左右，用消毒过的纱布或用新生儿专用洗面巾轻轻地擦掉，注意不要擦伤皮肤。

六、新生儿硬肿症护理应注意些什么？

新生儿硬肿症多由窒息缺氧、寒冷、早产、感染等引起，常发生于寒冷季节，亦可见于其他季节。以体温低为主要表现（一般 31 ~ 35℃，甚至低于 30℃），不哭或哭声低，精神差，四肢发凉，皮肤暗红色或伴黄疸，重者苍白或青紫，皮肤及皮下组织变硬，如硬橡皮样。轻症病儿可在家中护理，重症患儿需就医治疗。家庭护理要点如下。

（一）复温

逐渐复温，忌加温过速致病儿肺出血。一般轻者可用温暖棉襁褓包裹，置 24 ~ 26℃室温中，开始加置 50℃左右热水袋，渐升高至 70℃左右。每小时测体温 1 次；重者先置 26 ~ 28℃室温中，1h 后连同棉襁褓置入 27 ~ 28℃暖箱中，每小时提高箱温 1℃，逐渐升至 30 ~ 32℃，箱温不超过 34℃，当患儿皮肤温度达到 35 ~ 36℃时，每 4h 测体温一次，一般情况 12 ~ 24h 体温逐渐恢复正常，如 12h 后不见好转或 6h 病情逐渐恶化，应及时就医。

（二）喂奶

复温至 34℃时，开始喂奶，保障供给宝宝足够的热量。如患儿虚弱、吸吮力差，可用滴管或鼻饲喂，待吞咽功能

恢复，状况好转后，逐渐增加奶量。

（三）翻身

患儿硬肿肢体往往活动受限，勤翻身以防局部压伤或局部缺血导致组织坏死。

（四）卫生

注意环境卫生和日用品消毒，预防继发感染，促使患儿早日康复。

（五）就医

重症患儿及时就医。

七、新生儿红臀护理应注意些什么？

新生儿红臀主要是由于新生儿柔嫩的皮肤受尿液的刺激而致，也有的因为使用尿不湿或使用普通湿纸巾造成的，因为湿纸巾为了保湿，生产企业往往需要添加防腐剂、防霉剂、抑菌剂等进行保质，这些添加剂容易造成新生儿皮肤过敏，严重时可致臀部皮肤破溃。

　　新生儿使用的尿布应具有清洁、柔软、吸水力强等特点，不能在尿布下垫放塑料布或橡皮布，因为塑料布与橡皮布均不透气，使用后新生儿易发生红臀，也不宜使用湿纸巾，防止新生儿皮肤过敏。

　　如出现红臀，应勤换尿布，每次换尿布后用温热水将臀部洗净，有条件的家庭最好使用新生儿专用屁屁巾，涂以红臀膏，促进红臀部位皮肤干燥，促进局部血供，加快红臀愈合。

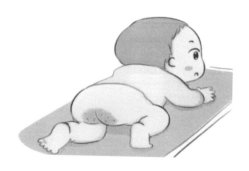

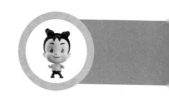

>>> 第三章

儿童发烧常识

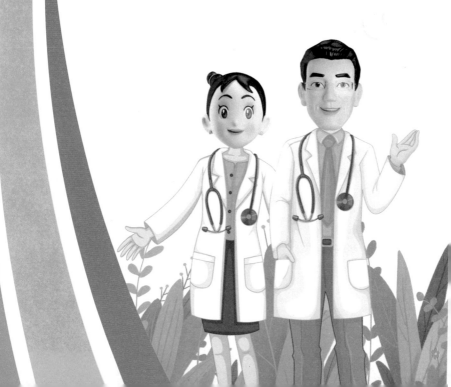

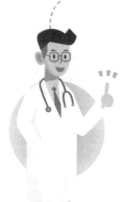

什么是发烧?

发烧（fever），也称发热，不一定是疾病，而是一种临床症状，预示着机体从正常的生理状态向病理状态的转变。其原理是致热原直接作用于体温调节中枢、体温中枢功能紊乱或各种原因引起的产热过多、散热减少等均可导致体温升高超过正常范围的情形。

定义为发烧

| 腋下温度 超过37.2℃ | 耳温 超过37.8℃ | 口腔温度 超过37.5℃ | 肛门温度 超过38℃ |

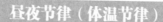

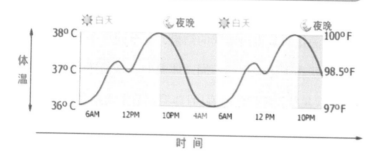

时间

一、体温小常识

（一）如何知道宝宝发烧了？

日常生活中，不可能时时测量体温，应注意观察孩子的表现，以便及早发现。3 岁以内的宝宝由于表达能力尚不完备，平时需要多观察。当平素活泼的宝宝突然发蔫、不爱活动；平常乖巧的宝宝突然易哭闹、脸颊发红；宝宝食欲下降、拒绝进食；呼吸加快等异常反应出现时应及时测量体温。3 岁以上的孩子述说头痛头晕、身体发冷、身体软不想活动、恶心反胃等情况时要及时测量体温。

（二）体温有什么昼夜节律?

人体体温是一个动态的数值,而且会根据不同的时间、不同的测量对象得出不同的结果,甚至同一个测量对象在不同的状态下体温也会不同。体温的正常值还和性别、年龄有关。儿童新陈代谢旺盛,且体温调节系统发育尚不完善,故基础体温较成人高。

（三）如何选择体温计?

目前市场上常见的体温计有玻璃体温计、电子体温计、耳式体温计和红外线体温计。它们各有优缺点,我们在选择的时候,首先要考虑安全性,推荐使用电子体温计和红外线体温计。常用的电子体温计使用方便,测量时间短,1min 左右就能出结果,比较适合好动的孩子。红外线体温计不直接接触孩子,孩子容易接受。

玻璃体温计	价格便宜，体积小巧，操作方便，示值准确、稳定性高，国家监管到位，质量有保障	水银有毒。水银体温计是玻璃制成，很容易破碎，里面的水银，也就是汞一旦泄漏、无论是误服、吸入或接触一定量后，都会导致脑和肝损伤等身体损害，破碎的玻璃同样也会伤人	不推荐
电子体温计	安全，测量时间短	测量稳定性相对于玻璃体温计稍差，需要经常校准。因为示值准确度受电子元件及电池供电状况等因素影响，不如玻璃体温计	推荐
耳式体温计	非接触遥测式的温度测量仪，测量时间短、读数方便，不要求宝宝长时间配合	价格比较贵，如果家长操作不正确，会有一定误差。若宝宝耳道内有大量耳垢或是测量时间过长也会影响准确性。此外，还需要提醒的是3月以下婴儿不推荐耳道测温，因为宝宝的耳道娇嫩，使用不当可能伤到孩子	不推荐

红外线体温计	读数快，1s 即可显示体温，不用直接接触人体，宝宝睡觉时也可以测量，还避免了接触感染	结果容易受外界因素干扰，比如室外温度、光线、辐射等，所以不太准确，需要多测几次；此外就是价格较高，其单价基本都在百元以上	推荐

（四）常见体温测量方法？

1. 口温：口温表置于舌下 3min，正常不超过 37.5℃。

2. 腋温：体温表置于腋窝夹紧 5min 以上，正常为 36～37℃。

3. 肛温：肛温表插入肛门 3～4cm，3～5min，正常为 36.5～37.5℃。

（五）如何确定宝宝的体温是正常的还是不正常的？

正常孩子的体温在 36～37℃，如果偶有体温达到 37.4℃，全身情况良好，又无不适症状，一般不属于病态。37.3～38℃为低热；38.1～39℃为中度发热；39.1～41℃为高热；超过 41℃为超高热。

有时因进食、运动、吃奶、哭闹、衣被过厚或室内温度过高等因素的影响使小儿的体温暂时升到 37.5℃，甚至达到 38℃。相反，由于饥饿、热量不足、体弱、少动或室内温度过低、保暖不好等可以使小儿体温过低，低于 35℃。尤其新生儿、未成熟婴儿及小婴儿更易受以上因素的影响。

（六）给宝宝量体温的注意事项

1. 测量时，要让宝宝保持安静。如果哭闹，宝宝情绪就会发生变化，体温也会随之升高。

2. 宝宝洗澡之后或者是刚吃完饭也不能马上测体温，这个时候的体温跟平常相比较也是不同的。

3. 由于宝宝体温调节能力较差，有时候检测结果也不一定准确，一定要注意观察不同时段的体温。

4. 平时测量体温后，一定要注意记录，就医时供医生参考。

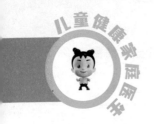

体温记录表

日期	早 6点	早 9点	中午 12点	下午 3点	下午 7点	晚上 10点	备注

宝宝姓名：   出生日期：

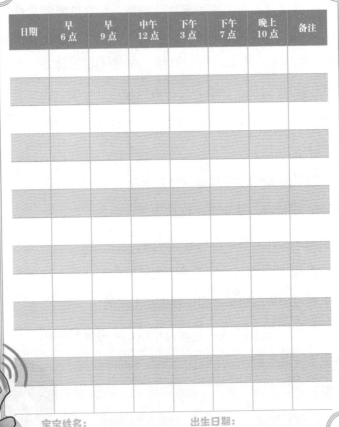

二、引起儿童发热的常见疾病有哪些？

发热可见于上百种疾病，儿童一旦发热需要及时就医或请求专业人士帮助寻找发热的原因，便于对因治疗和对症处理。发热常见于以下原因。

（一）发热常见原因

1. 呼吸道感染。婴幼儿常见的发热性疾病很多，最常发生的是呼吸道感染，分为上呼吸道感染（如急性上呼吸道感染、咽喉炎、扁桃体炎和鼻炎等）及下呼吸道感染（如急性气管炎、支气管肺炎等）。这些疾病的致病源大部分为病毒，例如鼻病毒、呼吸道融合病毒和副流感病毒等，少部分是细菌（如肺炎链球菌、B 型流行性嗜血杆菌等）感染。

2. 传染性疾病。宝宝患有各种传染性疾病时，通常会有不同程度的体温升高。传染病有很多，一年四季都有不同的疾病流行。一般来说，冬春季常见的为呼吸道传染病，夏秋季常见的为虫媒传染病和肠道传染病。

每种疾病都有其病程，大部分的病毒感染（例如感冒）从发病到结束约 7～10 天的时间（若有并发症发生则不在此时

期之内）。生病过程中发烧会反复出现，体温起伏，如果宝宝精神活力正常，两次发热的间隔愈来愈久，最高温度一次比一次低，这表示病情可能正在改善。反之，说明病情在加重。

（二）婴幼儿常见 4 种发热性疾病

1. 菌痢。菌痢全称细菌性痢疾，是小儿夏季最常见的肠道传染病之一，致病菌为痢疾杆菌，可通过污染食物与水，由口而侵入肠道。有发热、呕吐、腹痛、腹泻和脓血便等表现。若出现脸色发白、频繁惊厥、昏迷和休克，则属于菌痢中的特殊类型——中毒型菌痢。

2. 疱疹性咽峡炎。疱疹性咽峡炎是一种特殊类型的上呼吸道感染，夏季流行，主要为柯萨奇 A 群病毒所导致，常侵犯 2～4 岁幼儿。病程持续 4～5 天，一般无并发症。体温可达 39℃左右。多数患儿的体温 2～3 天后方才下降，少数仅维持 1 天就降至正常，部分患儿在发热初期可发生抽搐、呕吐和咽部疼痛，患儿不愿进食，甚至连牛奶也不想喝。咽喉深处上方两侧可见许多小水疱，水疱破裂后变成米粒大小的红色圆点。

3. 咽结合膜热。咽结合膜热与疱疹性咽喉炎一样流行于夏季，致病微生物是腺病毒 3 型或 7 型。与秋冬季上呼吸道感染不同的是，咽结合膜热以发热、咽炎和结膜炎为特征，没有一般的鼻塞、流涕、喷嚏和咳嗽等感冒症状。一般症状为高热、咽痛，咽部充血，可见白色点块状分泌物，周边无红晕，易于剥离。眼部刺痛、发红，球结膜出血。部分患儿伴有恶心、呕吐和腹泻等消化道症状，颈及耳后淋巴结增大，病程为 1 ~ 2 周。

4. 幼儿急疹。幼儿急疹又称婴儿玫瑰疹，是人疱疹病毒 6 型（部分为人疱疹病毒 7 型）导致的急性、热性以及发疹性传染病，四季均可发生。1 岁以内的宝宝，如果没有任何征兆突然发高热，过几天退热后身上出现玫瑰红色的疹子，不用担心。典型症状是起病急，高烧可达 39 ~ 40℃，持续 3 ~ 5 天后自然骤降，精神也随之好转。最大的特点是热退疹出，最早出现于颈部和躯干，很快遍及全身，腰部和臀部较多，1 ~ 2 天内就会消退，不留下色素斑。患过此病后，一般不再患第 2 次。

三、不同程度发热的日常护理

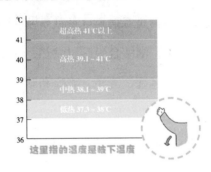

这里指的温度是腋下温度

（一）低热 37.3～38℃

低热阶段不建议使用退热药。孩子精神食欲好，无病症表现时注意观察即可。如脸红手脚热时，可采取物理降温的方法来退烧，如适当减少衣物，把宝宝的衣服敞开一点，让宝宝的皮肤自然降温。让宝宝多喝白开水，如果宝宝不喝，可以添加一些青菜汁或水果汁等有味道的东西，水或果汁都应是温热的。

如果暂时性低热，不用过分担心，但长期低热（2周以上），家长朋友一定要重视并及时就医。引起低热的原因很多，有功能性的，也有器质性的，注意鉴别。在小儿

28

长期器质性低热中，以慢性感染最为常见。如小儿结核病、某些寄生虫病等。还有一些非感染因素也可以导致小儿长期低热。如小儿贫血、甲状腺功能亢进等。

（二）中热 38.1～39℃

体温达到38.2℃以上时，才考虑使用退烧药。一般，< 3 个月婴幼儿建议先采取物理降温办法，如无效再使用退热药，并且每天至少测量4次体温，特别是在服药前和服药后。要适当增减衣物，如果宝宝手脚冰凉，则表示宝宝的体温有可能快速上升，需要加衣服将宝宝的手脚捂热；如果宝宝四肢温热且全身出汗，则表示需要散热，可以给宝宝适当减少衣物。也可以温水拭浴或泡澡，将宝宝衣物解开，用温水（37℃左右）搓揉宝宝全身或泡澡，这样可使宝宝皮肤的血管扩张，将体热散出；另外，水气由体表蒸发时，也会吸收体热。每次泡澡的时间在 10～15min 为宜。也可以用医用退热贴贴敷于婴幼儿前额部。多喝水，补充身体流失的水分，清淡饮食，注意休息。

家长朋友注意观察和对孩子进行物理降温，如果发热

超过 3 天，家庭处理无效，请及时就医。

（三）高热 39.1～41℃

高热的患儿，6 个月以内的宝宝不建议首先使用退热药以防止肝肾功能受损。＜3 个月婴幼儿建议采用物理降温方法退热。在物理降温无效时，3～6 个月的患儿，可酌情使用对乙酰氨基酚制剂进行退热，6 个月及以上的患儿，可酌情使用布洛芬或对乙酰氨基酚制剂进行退热。

宝宝面色如常或者有潮红，可以在家中护理，如果面色出现发紫、发青、发黄和暗淡，就说明病情比较严重，这时就需要及时去看医生。

在家护理时，除了要物理降温，还要注意以下几点。

1. 保持室内空气新鲜，室温在 24℃左右为宜，定时开窗通风，但应避免宝宝着凉，发热加重。

2. 39℃以上宝宝都需要卧床休息，家长须密切观察病情变化。每 4 小时至少测量体温 1 次并记录下来，39℃以下每日测 4 次。

3. 给宝宝清淡的半流质饮食，多吃水果、多饮水。

4.发热会大量消耗身体的水分，结肠对食物残渣中水分的吸收会增多，因此，高热常常出现大便干燥，除了多喝水，还要吃一些纤维素高的蔬菜或香蕉，保持大便通畅。

5.发热的宝宝唾液分泌会减少，口腔内食物残渣易于发酵、促进细菌繁殖，同时由于机体抵抗力低下及维生素缺乏，容易口腔溃疡，要加强口腔护理，饮食后要及时刷牙漱口。

6.出汗后及时更换衣服，保持皮肤清洁、干燥。

（四）超高热41℃以上

当体温超过41℃时，体内蛋白质会发生分解，引起脑水肿或留下脑病后遗症。超高热持续在42℃以上，时间超过2～4h，常会导致休克及严重并发症，如肺水肿、脑水肿、肝脏功能衰竭和心肌损害等。超高热的宝宝在积极降温处理的同时，及时就医，防止抽搐引起呼吸、心跳增快，甚至呼吸循环衰竭及肝肾功能损害。

热性惊厥是一种幼儿发烧时常见的并发症，通常在体温超过38℃时更容易发生，常见于6个月至3岁的孩子，

其中，12～18个月的孩子最为高发。

宝宝热性惊厥时不要惊慌，首先让孩子平卧，头偏向一侧，解开衣领，口腔内有食物者，应及时掏出，防止吸入引起窒息；如果有呕吐物或黏液，要及时清理；同时，给予降温处理，可用最简便的温水擦浴。在积极降温处理的同时，要将患儿紧急送医。通常惊厥发作的时间不超过5min，惊厥持续时间超过5min时，要进行止惊药物治疗。

（五）发烧宝宝护理要点

1. 睡觉是最好的恢复方法。

2. 应进食易消化食物，尽量避免摄入油腻食物，以减轻胃肠道负担。

3. 帮助排便，大小便通畅，利于散热。

4. 切勿滥用退烧药，尤其不能将几种退烧药联合使用。

5. 注意手脚温度，如果手脚凉，就把手脚搓热，或者用被子捂着。如果手脚热，减少衣物或覆盖物。

6. 退烧之后1周是身体的恢复期，抵抗力比较差，稍不注意就容易反复发烧，应饮食清淡，以静养为主。

7. 不建议酒精擦浴，酒精擦浴容易通过皮肤吸收或被肺部吸入，可能导致酒精中毒，甚至昏迷或其他并发症。

四、家长如何为孩子正确使用药物？

（一）药物使用指导

体温超过 38.5℃时可服用退烧药，但 38.5℃这个温度不是绝对值，视情况而定。如有疼痛、精神不好、食欲欠佳，可给予布洛芬颗粒等，同时注意补充水分。

（二）儿童常用退热药简介

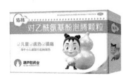 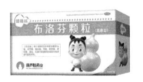

特点：退烧持续时间2~4h。不良反应：可出现荨麻疹、斑丘疹、呕吐、昏睡、激动、以及肝毒性。	特点：退烧持续时间6~8h。不良反应：少有轻微肠道不适，皮疹等，过量服用嗜睡、头晕等。

（三）用药误区

家长给孩子使用退烧药后没有效果，常有以下误区。

1. 误区一：发热是一种病，退热药用来治"发热病"。

其实发烧不是一种病，而是疾病的一种表现，发热的原因有很多，可能是上呼吸道感染引起的，也可能是身体的其他疾病引起的。退热药也仅仅是帮助机体降低升高的体温，避免体温过高对身体造成伤害，而不能治疗引起发热的病因，因此，只要病因持续存在，发热也会继续。

2. 误区二：擅自减少或增加退热药的使用剂量。

"是药三分毒"是如今很多家长时常挂在嘴边的话，尽量不吃药确实是正确的，但是很多人也犯了矫枉过正的错误，比如体温已经超过 39℃ 了还认为孩子可以坚持，并常以"国外也是如此"为依据来支撑自己的观点。或者是擅自减少药物的使用量，如原本要求 1mL 只给 0.5mL。还有的家长擅自增加剂量，以求宝宝快点退烧。其实，擅自减少和增加宝宝用药剂量都是不对的。

3.误区三：服用退热药后没马上退热就是没有效果。

孩子发热了，很多家长都万分焦急，恨不得吃了退热药之后马上退热。事实上，孩子用药后并不会立即退热，一般，30min后才开始出汗退热，家长要注意在服药10min后多给孩子喝水，有利于帮助退热。在服用退热药以后30min，再用体温计来测量孩子的体温。

4.误区四：重复使用多种退热药。

孩子用药后没有快速降温，部分家长认为该药无效，短时间内又给孩子使用其他退热药，殊不知这样会引起大量出汗而导致脱水、虚脱，同时也可能会增加退热药的不良反应，引起孩子肝肾功能的损伤。请家长朋友尽量选择使用一种退热药，以降低用药不良反应发生率，同时便于在发生不良反应时，寻根溯源。在服用复方制剂时，应注意其中是否含有与退热药相同的组分，以避免重复用药。例如：在服用小儿氨酚黄那敏颗粒时，再服用对乙酰氨基酚或布洛芬则可能造成重复用药而导致剂量过大。

5. 误区五：吃退热药后又反复发热就是没效果。

我们评价退热药有没有效果，不能以是否会再次发热为依据。判断退热药是否有效，关键要看热峰的高度和热峰的间隔时间。比如，今天孩子发热最高温度是40℃，明天同一时间发烧的最高温度是39℃，这就说明热峰高度在降低，药物是有效的。而热峰的间隔时间，可以理解为：原本需要4～6h吃1次退热药，慢慢地需要8h才吃1次退热药，这说明热峰间隔时间在延长，药物是有效的，病情也在朝着好的方向发展。

6. 误区六：备用的退热药只在家里使用。

大多数的家长都会在家里备一些退热药，但等到孩子发热的时候常常形同虚设，一发热就着急将孩子送往医院。

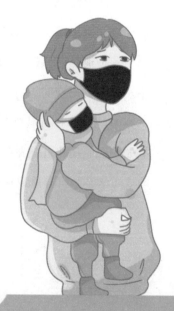

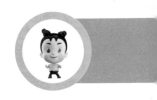

>>> 第四章

儿童感冒常识

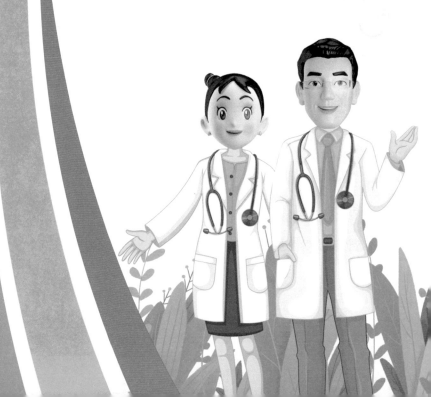

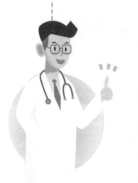

什么是儿童感冒？

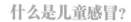

小儿上呼吸道感染简称"感冒"，主要致病菌为病毒和细菌。临床上习惯把病毒引起的上呼吸道感染称为病毒性感冒，又将病毒性感冒分为普通感冒和流行性感冒，由流感病毒引起的急性上呼吸道感染称为流行性感冒，简称"流感"，由其他常见病毒引起的上呼吸道感染称为普通感冒。普通感冒和流感的病原体、临床症状、病程和治疗均不一样。

一、儿童感冒主要有哪几种常见类型？

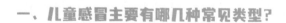

儿童病毒性感冒主要有：普通感冒、流行性感冒和病毒性咽炎等。细菌性感冒有：细菌性咽炎、扁桃体炎等。

（一）如何简单判断小儿患的是病毒性感冒还是细菌性感冒呢？

细菌和病毒用肉眼是看不见的，可以从以下四个方面来综合考虑。

1. 从概率来说，临床上 90% 以上的儿童感冒是由于病毒引起的，只有不到 10% 的感冒是由细菌引起的，也有一部分概率是病毒细菌混合性感冒。

2. 从初期症状判断，病毒性感冒前期主要是鼻咽部症状为主，基本不会出现全身症状，仅有喷嚏、鼻塞、流涕清稀或者仅有低热；而细菌性感冒则不同，往往开始就出现全身症状，鼻涕黄稠、咽喉肿痛甚至伴有发烧和咳嗽。

3. 从传染性方面看，普通感冒传染性相对较低，而流行性感冒传染性相对较高，有交叉传染趋势，常表现为一人发病，"一病病一片"。

4. 辅助检查：如血常规白细胞正常或者偏低，多考虑为病毒性感冒；如血常规白细胞计数增高，多考虑为细菌性感冒。

症状	病毒性感冒	细菌性感冒	说明
咳嗽	咳嗽痰少	咳嗽痰多	干咳无痰，但夜间（尤其是躺下半小时内）咳嗽明显加剧，实际上是有少量极其黏稠而不易咳出的痰，多为细菌性感冒
痰	痰稀薄，无色	痰浓稠，有色	少数情况下，杆菌引起的感冒也会是稀薄痰
发热	体温居高不下，退热后精神如常	体温忽高忽低，退热后精神仍不好，伴有寒战，手足凉	发热时伴手足凉，多为革兰阴性细菌
扁桃体充血	充血时表面光滑、鲜艳、有疱疹和有滤泡	充血时表面不平、乌暗及有脓点	
皮疹	有皮疹	无皮疹	

（二）什么是普通感冒？

普通感冒是一种常见的急性上呼吸道病毒性感染性疾病，多由鼻病毒、副流感病毒、呼吸道合胞病毒、埃可病毒、柯萨奇病毒、冠状病毒、腺病毒等引起。冬春季节多发，多呈散发性，一般不会出现大流行。

普通感冒临床表现为鼻塞、喷嚏、流涕、发热、咳嗽、头痛等，症状相对较轻。普通感冒的病程一般为一周左右。

（三）什么是流行性感冒？

	流感	普通感冒
致病源	流感病毒	鼻病毒、冠状病毒等
流感病原学检测	阳性	阴性
传染性	强	弱
发病的季节性	有明显季节性（我国北方为 11 月至次年 3 月多发）	季节性不明显
发热程度	多高热（39～40℃，可伴寒战）	不发热或轻、中度热，无寒战
发热持续时间	3～5 天	1～2 天
全身症状	重，头痛、全身肌肉酸痛和乏力	轻或无

	流感	普通感冒
病程	5～10 天	5～7 天
并发症	可合并中耳炎、肺炎、心肌炎和脑膜炎或脑炎	少见

注：本表摘自《流行性感冒诊断标准与治疗指南（2011 年版）》

流行性感冒是由特定的病毒菌株引起，每次流感流行期间的病毒菌株都不尽相同，如 H1N1、H2N3 和 H7N9 等。

流行性感冒临床表现以高热、乏力、头痛、咳嗽和全身肌肉酸痛为主，呼吸道症状较轻，部分还有呕吐、腹痛和腹泻等消化道症状。流行性感冒的疗程一般需要 2 周左右。

二、中医对感冒是怎么认识的？

在中医上可以分为外感感冒和体虚感冒。外感感冒一般又分为风寒感冒、风热感冒和暑湿感冒；体虚感冒可以分为气虚感冒、阴虚感冒。

（一）风寒感冒与风热感冒区别在哪里？

风寒感冒主要是受天气环境因素影响导致的风寒之邪

侵入机体所形成的感冒，简称为风寒感冒，主要表现为畏寒怕冷、发热、全身酸痛、鼻塞流清涕、咳嗽有白痰、头痛及舌质淡苔薄白等。

风热感冒主要是风热之邪犯表，肺气失和，皮毛失司，致卫表不固所致。主要表现为发热重、微恶风、头胀痛、有汗、咽喉红肿疼痛、咳嗽、痰黏或黄、鼻塞黄涕、口渴喜饮、舌尖边红及苔薄白微黄。

（二）如何通过症状来区分是风寒感冒还是风热感冒？

1. 流鼻涕。流浊鼻涕、发热、口唇红和咽喉痛等为风热感冒或暑湿感冒。流清鼻涕、怕冷和打喷嚏等为风寒感冒。

2. 鼻塞。不管什么感冒都会有鼻塞，但是风寒感冒无汗，流清鼻涕；风热感冒有汗，流浊鼻涕。暑湿感冒，流清鼻涕不止。

3. 喉咙痛。感冒伴喉咙痛可能是风热感冒。结合浓鼻涕、黄色鼻涕一般可确定。

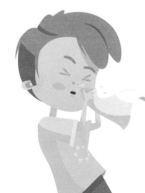

4. 咳嗽。咳嗽声音高亢一般为风

热感冒，发热明显、咽喉肿痛、痰黄、大便干结和口渴等。
咽痒咳嗽一般为风寒感冒，恶寒、发热、舌苔薄白和痰清
稀等。

（三）暑湿感冒与风热感冒及风寒感冒区别是什么？

风寒感冒和风热感冒多发于冬春季，暑湿感冒常发生
在夏季。

风寒感冒主要表现为畏寒怕冷、发热、无汗、全身酸痛、
鼻塞流清涕、咳嗽有白痰、头痛和舌质淡苔薄白等。

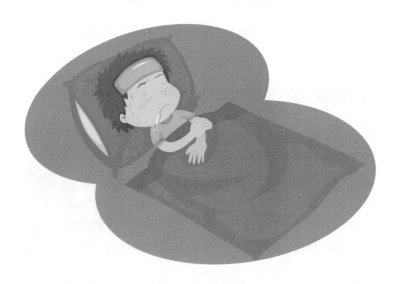

风热感冒主要表现为发热重、有汗、微恶风、头胀痛、咽喉红肿痛、咳嗽、痰黏或黄、鼻塞黄涕、口渴喜饮及舌尖边红、苔薄白微黄。

暑湿感冒的主要表现是，发热有汗，汗出不解；鼻塞（偶见流清涕），身体困中，腹满恶心，不欲饮食等症状。并且伴有乏力、口干舌燥、尿色偏黄、尿量偏少等症状。

三、感冒护理

儿童感冒很常见，许多家长往往忽视了生活中的护理，其实护理很重要，请注意以下几点。

1. 足够的睡眠：充足的睡眠不仅有助于感冒的康复，还能避免传染他人。

2. 补充维生素 C：维生素 C 可以提高身体的抗病力，孩子感冒时多吃蔬菜水果补充维生素 C，如奇异果、橙子、柠檬、橘子、大枣、西红柿、柚子等。

3. 保持空气湿度适宜：感冒时宝宝的鼻腔黏膜肿胀，干燥的空气让鼻子很难受，而且感冒时身体缺水，如果使

用加湿器可以湿润空气让孩子呼吸更顺畅。

4. 吃清淡食物：感冒的孩子一般胃口不好，需要吃一些清淡的软性食物，如大米粥、面条、蛋汤、藕糊等，这样有助于消化。不要让孩子吃甜腻、油腻、辛辣的食物，如油炸食品、奶油蛋糕、羊肉、狗肉等。

5. 多喝水：喝水可促进新陈代谢，有助于排毒，尤其是发烧的孩子更应该多喝水，但过量饮水也不好。

四、儿童感冒如何科学用药？

（一）感冒种类：

1. 普通感冒。普通感冒多呈自限性，一般 5～7 天可自我痊愈。以改善症状（对症治疗）为主，辅以清热解毒类中成药。如小感林（小儿氨酚黄那敏颗粒），1～3 岁，一次 0.5～1 袋；4～6 岁，一次 1～1.5 袋；7～9 岁，一次 1.5～2 袋；10～12 岁，一次 2～2.5 袋。一日 3 次，卡他症状改善后可停用；小儿肺热咳喘颗粒，1 岁以下一次 2g（半袋）、1～3 岁一次 4g（1 袋），一日 3 次。3～7 岁一次 4g（1 袋），一日4次。7岁以上一次8g（2袋），一日3天，一般连用3～5天。也可以用小感林联合小儿柴芩清解颗粒等中成药。如3天不见好转，及时就医。

2. 流行性感冒。1岁以上儿童甲型流感可用化药抗病毒药物奥司他韦，每次2mg/kg，2次/天，一般需连用5天。如联合小儿肺热咳喘颗粒，效果会更为理想，1岁以下一次2g（半袋）、1～3岁一次4g（1袋）。3～7岁一次4g（1袋），一日4次。7岁以上一次8g（2袋），一日3次。一般连用5～7天左右。

注：1岁以下儿童不宜使用奥司他韦，建议使用中成药小儿肺热咳喘颗粒，一次2g（半袋），一日3次，连用3～7天。3天后不见好转或进行性加重，及时就医。

3. 风热感冒。可选用辛凉解表、清热解毒类中成药，如小儿肺热咳喘颗粒，1岁以下一次2g（半袋）、1～3岁一次4g（1袋）。3～7岁一次4g（1袋），一日4次。7岁以上一次8g（2袋），一日3次。一般连用3～5天。3天不见好转或进行性加重，及时就医。小儿清咽颗粒、抗

病毒口服液、双黄连口服液、小儿感冒颗粒等也可适当选用。

4.风寒感冒。宜选用辛温解表、疏风散寒类药物，如荆防冲剂、感冒清热颗粒、风寒感冒颗粒等。

（二）儿童常用感冒药物介绍

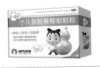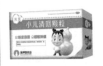

功效：缓解儿童普通感冒及流行性感冒引起的发热、头痛、四肢酸痛、打喷嚏、流鼻涕、鼻塞、咽痛等。不良反应：胃肠道不适，呕心、呕吐、头晕、精神萎靡。	功效：清热解毒，宣肺止咳，化痰平喘。用于感冒、支气管炎、喘息性支气管炎、支气管肺炎属痰热壅肺证者。风寒闭肺、内伤久咳者不适用。	功效：用于小儿外感风热引起的发热痛、咳嗽音哑、咽喉肿痛。风寒感冒者不适用。脾胃虚弱，大便稀溏者慎用。

（三）用药误区

孩子感冒时，如果家长朋友盲目选择或错误使用，就可能导致十分严重的后果。那么，平时我们给孩子服用感冒药时存在哪些常见误区呢？

1. 盲目用药。家长一时心急，孩子稍微发热，即使体温不超过 38℃也开始使用退烧药。其实，感冒是"自限性疾病"，也就是说，感冒有自己的自然病程，过一段时间后不用药也可能好转。

但如果出现进行性加重或症状严重时，需要科学防治，合理用药。

2. 超剂量用药。不按照药品说明书规定的剂量或不按医师指导剂量给孩子服用，为了追求好得快，误以为"感冒药多吃一点也无妨"。

3. 频繁用药。为了尽早缓解孩子感冒症状，常自行调节用药频率，缩短给药时间。

4. 叠加用药。让孩子吃药后不见好转，一会再吃点这种感冒药，一会又让孩子吃点那种感冒药，将几种感冒药叠加使用，以为这样好得快。

5. 滥用抗生素。有许多家长误以为抗生素是万能的，孩子感冒了马上服用抗生素，有的家长在给孩子服用感冒药时，

往往擅自搭配抗生素服用，心想这样会更保险。岂知抗生素只对敏感菌有效，而感冒通常是病毒感染所致，抗生素对病毒是无效的，而且容易产生耐药菌株不良反应和毒性反应。

6. 儿童使用成人感冒药。许多家长认为儿童和成人的区别就是个头大小和体重有别，常常将成人感冒药分成小剂量喂给孩子吃。事实上，儿童不是缩小版的成人，其肝肾功能发育尚不健全，儿童对药物代谢功能不能简单地按体重或年龄计算。

7. 为了预防儿童感冒提前吃药。不管是化学药品还是中成药的感冒药，都是用来治疗感冒的而不是用来预防感冒的。西医用注射疫苗的方式进行计划免疫，中医用调理的方法和手段及药物进行机体调节，而不是用提前服用感冒药的方式预防感冒。

（四）注意事项

1. 孩子感冒后不要急于用药，而是通过休息和多喝温开水的方式，促进感冒自愈。如果症状严重造成生活质量下降，要对症用药。

2. 孩子感冒不要频繁、过量及重复用药，也不应同时服用作用相同的多种药物。在联合用药时，一定要在医师指导下进行。

3. 感冒药中的马来酸氯苯那敏、苯海拉明等成分可引起嗜睡，容易导致学龄儿童上课打瞌睡。

4. 儿童感冒发烧时阿司匹林或含有阿司匹林成分的感冒药不能使用，容易产生瑞氏综合征。

5. 氯苯那敏和苯海拉明可引起眼内压升高、尿潴留等不良反应，患有青光眼、膀胱颈部梗阻、甲亢的患儿应慎用含有此类成分的感冒药。

6. 含有盐酸伪麻黄碱的感冒药，可引起水肿、尿潴留等不良反应。

7. 肝、肾功能不全患儿慎用抗感冒药。

8. 儿童感冒应多休息、多饮水、调理饮食、多呼吸新鲜空气、对症治疗，有并发细菌感染者，在医师指导下，可加用抗生素，切记不可滥用抗生素。

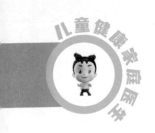

五、怎样预防儿童感冒?

想要防范感冒,首先要从增强孩子免疫力做起。孩子幼小,免疫力不足,需要通过外力提升。对于 6 个月以下宝宝来说,母乳中的天然免疫成分可以保护宝宝。进食辅食的幼儿,家长们就要在饮食上增加富含多种维生素、植物纤维、蛋白质和微量元素等的蔬菜、水果类。此外,充足的睡眠对儿童来说也是非常重要的。

在日常生活上主要注意以下几点。

1. 勤洗手。有些病毒可以在患者手摸过的地方存活 3h,让宝宝养成勤洗手的好习惯,可大大减少感冒。杜绝其揉鼻子、抠鼻孔的坏习惯。

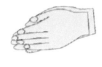

①第一步

掌心相对，手指并拢，相互揉搓

②第二步

手心对手背沿指缝相互揉搓，交换进行

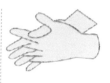

③第三步

掌心相对，双手交叉指缝互相揉搓

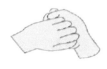

④第四步

弯曲手指使关节在另一手掌心旋转揉搓，交换进行

⑤第五步

右手握住左手大拇指揉搓，交换进行

⑥第六步

将五个手指尖并拢放在另一手掌心旋转揉搓，交换进行

2. 常漱口。研究人员发现，清水漱口的人会比没有做这件事的人患感冒概率少 36%。

3. 保距离。当发现有人要打喷嚏或咳嗽时，应让孩子远离 1m 之外。如果在电梯或公共汽车上遇到这种情况，可马上转过身去，因为人的眼睛和鼻子是最容易被传染的。

4. 避拥挤。不要在封闭的空间久留，空气不流通的

地方容易滋生感冒病毒。如办公室、车站、影院等，如果孩子去人群较为集中的场所，可用淡盐水让宝宝鼻子保持湿润。

5.多喝水。多喝水可以加快新陈代谢，又可防止脱水。

6.常运动。宝宝每天进行 30～45min 户外锻炼可增强免疫力。

7.善饮食。让宝宝多吃一些脂鱼、蛋黄、红肉、动物肝脏类食物，同时注意补充富含维生素 D 的食物。

8.勤消毒。厨房里的海绵和抹布里藏有大量病菌，需要常消毒。其次，水龙头、门把手、冰箱拉手等要常消毒。还有宝宝的碗筷、水杯、玩具等要定期消毒，被褥、衣服要经常用太阳暴晒。

9.睡眠足。睡眠充足也可预防感冒，因为充足睡眠可以增强人的免疫力。

10.勤通风。经常开窗通风，每天不低于 1～2h 开窗通风。

六、推拿有助于防治儿童感冒

小儿推拿不但能治感冒也有预防感冒的作用，对于体质虚弱，反复感冒的幼儿尤为有效。几种常见推拿手法简介如下。

（一）常见推拿手法

1. 清肺经：用拇指指腹沿着孩子无名指掌面由指根向指尖方向推动，连续单方向推 5 ~ 10min。

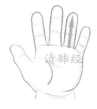

2. 补脾经：用拇指指腹直推小儿拇指螺纹面，自指尖推向指根方向推 200 ~ 500 次。

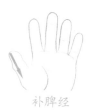

3. 清天河水：用拇指指腹沿小儿前臂掌侧正中，自手腕附近至肘关节处的线状穴位，自腕推向肘部（天河水），100～200次。

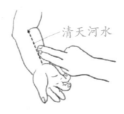

清天河水

（二）风寒感冒推拿手法

1. 推拿者用拇指或中指螺纹面，揉动小儿手腕背侧，腕横纹中央凹陷处的一窝风穴，左右揉之。揉200～500次。

2. 推拿者用拇指直推位于小儿无名指掌面呈线状的穴位（肺经），由指尖推向指根，5～10min。

3. 推拿者用拇指直推位于小儿食指掌面由指尖到指根的线状穴位（肝经），由指尖推向指根100～300次。

4. 头痛鼻塞重者，推拿者用拇指掐或中指端揉位于小儿手背一窝风后的穴位（膊阳池），掐5次，揉50～100次。

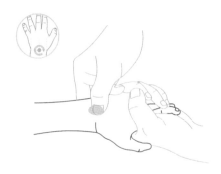

（三）风热感冒推拿法

1. 用拇指指腹直推小儿食指掌面到指尖的肝经穴，指根推向指尖方向 100～300 次。

2. 用拇指指腹直推小儿无名指掌面呈线状的穴位（肺经），由指尖推向指根 5～10 分钟。

3. 用食指、中指两指并拢，直推小儿小指侧肘横纹至腕横纹成一直线的穴位（六腑），自肘推向腕，约 5 分钟。

4. 咳嗽重者，以小儿手掌心为中心，推拿者用拇指推位于掌心周围的圆圈状面形穴位（八卦），像画圆似的摩擦推动，100～300 次。

5.头痛重者，推拿者用拇指掐或中指端按揉位于小儿手背一窝风后的膊阳池穴，掐 5 次，揉 50～100 次。

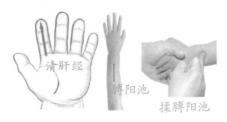

清肝经　　膊阳池　　揉膊阳池

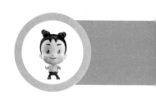

>>> 第五章

小儿急性喉炎

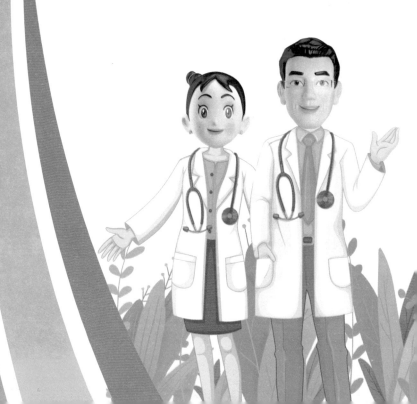

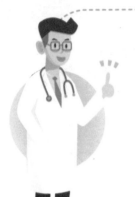

什么是小儿急性喉炎？

小儿急性喉炎以病毒感染多见，以喉部黏膜弥漫性炎症为特征，好发于1~3岁婴幼儿，多发生声门下部，因儿童的解剖生理特点而易引起喉梗阻，导致呼吸困难。中医称之为急喉风。

一、小儿急性喉炎的危害性是什么？

小孩急性喉炎，起病急，发展迅速，很容易引起喉梗阻，导致呼吸困难，危及生命。

二、家长如何判断孩子患有急性喉炎？

家长发现孩子出现声音嘶哑时，应注意观察，一旦出现发烧、喉鸣音、犬吠样咳嗽等症状时应该引起警觉，快速就医，刻不容缓。

三、小儿急性喉炎的护理及对症处理

1. 让孩子经常晒太阳，注意锻炼身体，增强体质。

2. 尽量避免受凉，减少感冒。

3. 饮食宜富含营养，易于消化，忌食辛辣刺激性食物。

4. 注意预防接种疫苗，做好主动免疫。

5. 孩子患有上呼吸道感染时，一旦发现咽喉部充血，最好用清热解毒、利咽消肿类的中成药，尤其出现声音嘶哑、喉鸣音时，应及早使用黄连解毒汤合并导痰汤加减（黄连、黄柏、黄芩、栀子、制半夏、橘红、茯苓、枳实（麸炒）、南星、甘草等），也可使用小儿清咽颗粒、养阴清肺膏，同时注意密切观察。

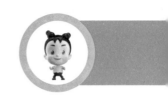

>>> 第六章

小儿急性支气管炎

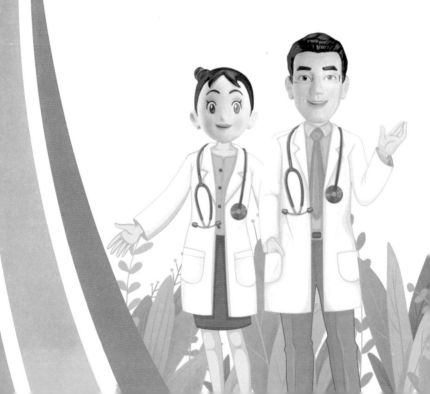

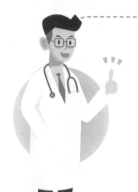

什么是小儿急性支气管炎？

急性支气管炎是指支气管黏膜发生炎症，多继发于上呼吸道感染之后，气管常同时受累，婴幼儿多见。主要病原体为病毒、细菌、支原体或混合感染。

一、小儿急性支气管炎的临床表现有哪些？

通常先有上呼吸道感染症状，3～4天后开始剧烈咳嗽（干咳为主），以后渐有支气管分泌物，在胸部可闻及呼吸音粗糙，可有散在不固定的干、湿性啰音，偶可限于一侧。婴幼儿不会咯痰，多经咽部吞下，症状轻者无明显病容，重者发热38～39℃，偶达40℃，多2～3天即退，常有食欲减退、疲倦等症状，也有呕吐、腹泻、腹痛等消化道症状，年长儿可诉头痛及胸痛，咳嗽一般延续7～10天，有时迁延2～3周或反复发作，如不及时治疗可引起肺炎。

二、如何预防小儿急性支气管炎?

1. 加强营养及身体锻炼,增强抗病能力。

2. 积极预防上呼吸道感染。

3. 注意温度调节,防止受凉。尤其是秋冬季节,注意胸部保暖。

4. 反复发作者可采用药物预防,或采用疫苗预防。

三、如何治疗小儿急性支气管炎?

1. 一般治疗:休息、多饮水,保持居室适当的温湿度。

2. 药物治疗:咳嗽不重时,一般不用镇咳药或镇静剂,以免抑制咳嗽反射,影响痰的咳出。

风热犯肺者,可用小儿肺热咳喘颗粒,1岁以下一次2g(半袋)、1~3岁一次4g(1袋),一日3次;3~7岁一次4g(1袋),一日4次;7岁以上一次8g(2袋),一日3次。或小儿急支糖浆,1岁以内一次5mL,1~3岁一次7mL,3~7岁一次10mL,7岁以上一次15mL,一日3~4次。

3.当并发细菌感染时，可选用适当抗菌药物。

4.家庭治疗 3 天不见好转，或出现日渐加重情形时，应及时就医。

四、小儿急性支气管炎患儿如何进行家庭护理?

1.注意休息，多喝水，忌油腻食物。

2.发热时要注意卧床休息，选用物理降温或药物降温。

3.室内保持空气新鲜，适当通风换气，但应注意避免患儿再次受凉。

4.须经常协助病儿变换体位，轻轻拍打背部，使痰液易于排出。

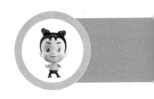

>>> 第七章

小儿肺炎

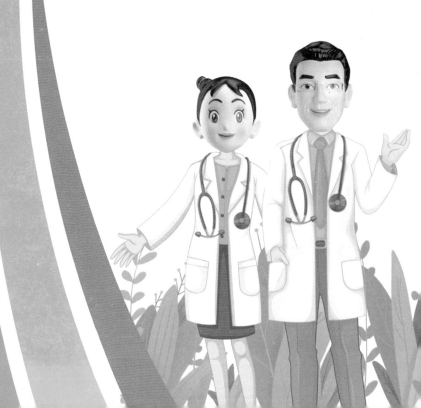

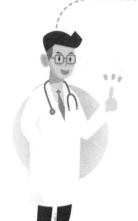

什么是小儿肺炎？

小儿肺炎通常是指小儿社区获得性肺炎。是肺实质和（或）肺间质部位的急性感染，引起机体不同程度的缺氧和感染中毒症状，通常有发热、咳嗽、呼吸急促、呼吸困难、胸壁吸气性凹陷、肺部湿性啰音和管状呼吸音等呼吸道征象并有胸片异常改变。

一、小儿肺炎的类型

小儿肺炎是婴幼儿时期的常见病，一年四季都易发生，特别是冬春季更多。主要由细菌、病毒、支原体、衣原体、真菌、寄生虫等致病微生物引起的肺部炎症，是 5 岁以下儿童死亡的第一位原因。

（一）按病理分类

可以分为支气管肺炎、大叶性肺炎、毛细支气管炎和间质性肺炎。

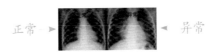

正常 ▶ ◀ 异常

1.支气管肺炎。最常由细菌、病毒或霉菌及肺炎支原体等病原菌引起，也可由病毒、细菌"混合感染"。病毒性肺炎以间质受累为主，细菌性肺炎以肺实质损害为主。肺组织炎症使呼吸膜增厚及下呼吸道阻塞而导致通气与换气功能障碍，主要表现为发热、咳嗽和气促。主要体征有呼吸增快、口周及指、趾端发绀，以及肺中细湿啰音。

支气管炎和支气管肺炎的区别。首先，支气管炎主要表现有咳嗽，大多数是干咳，以喘鸣、气急为主。支气管肺炎主要有发热、咳嗽咳痰、胸闷、胸痛等表现。

再次，支气管炎影像学表现无异常或肺纹理增深、增粗，甚至看不出明显改变。而支气管肺炎可见肺部成散在性小

片状阴影。

家长很难通过症状和体征，判断宝宝是否患了肺炎，一旦出现以下症状，应及时就医。

（1）呼吸加快。呼吸正常空气的条件下，婴儿呼吸频率大于 70 次 /min，年长儿呼吸频率大于 50 次 /min，除发热和哭闹影响外。

（2）出现喘息。宝宝出现"呼呲呼呲"的声音，把耳朵贴在宝宝背部，喘息声混浊、粗糙、有杂音、不均匀。

（3）鼻翼扇动。患肺炎时两侧鼻翼会随呼吸一起一落，如同扇扇子。

（4）间歇性呼吸暂停，呼吸呻吟。

（5）感冒症状加重。吃了感冒药，不但没好转，反而加重，甚至出现新的症状。

有上述情况，应及时就医。

2. 大叶性肺炎。大叶性肺炎，又名肺炎球菌肺炎，是由肺炎双球菌等细菌感染引起的呈大叶性分布的肺部急性炎症。常见诱因有受凉、劳累或淋雨等。好发于青壮年男性和冬春季节。主要病理改变为肺泡的渗出性炎症和实变。临床症状有突然寒战、高热、咳嗽、胸痛、咳铁锈色痰。血白细胞计数增高；典型的X射线片表现为肺段、叶实变病程短，及时应用青霉素等抗生素治疗可获痊愈。

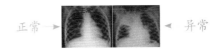

正常→　　←异常

儿童期大叶性肺炎大多见于3岁以上的儿童，其中，年长儿较多。儿童大叶性肺炎起病较隐匿，常缺少成人大叶性肺炎的寒战、胸痛及咳铁锈色痰等典型表现，主要临床表现为发热、干咳，咳白色或黄白色黏痰，气促，少数年长患儿有胸痛、胸闷等症状，肺部体征不明显，目前的诊断主要依据影像学检查。以非典型病原体感染多见，易合并其他病原感染，病程较长，进展快，加之小儿免疫力低下，排痰能力差，可快速进展为重症肺炎，易有并发症，或留有后遗症，如肺不张、支气管扩张症等。

3.毛细支气管炎。毛细支气管炎是婴幼儿时期由呼吸道合胞病毒、副流感病毒、腺病毒、鼻病毒等多种病毒感

染引起的，病变主要累及毛细支气管，临床以骤发喘憋和阻塞性肺气肿为特征的下呼吸道感染性疾病。毛细支气管炎多发生于两岁以内的宝宝，尤其是六个月以下的宝宝最为多见。毛细支气管炎起病较急，常常是以感冒为前驱症状，随着症状的加重，宝宝会出现咳嗽加重、呼吸困难、喘憋、面色苍白、三凹征等症状。如果不及时治疗，或者是没有对症治疗，就容易引起宝宝出现心衰、呼吸衰竭、电解质紊乱等并发症。

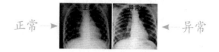

正常 → ← 异常

6个月以下婴幼儿一般出现感冒进行性加重，或出现咳嗽加重、呼吸困难、喘憋、面色苍白、三凹征等症状时，应立即就医。

4. 间质性肺炎。间质性肺疾病是由多种累及肺实质、干扰气体交换的疾病的统称。儿童间质性肺炎的病因主要包括遗传因素、环境暴露、全身疾病、肺泡结构紊乱等；其中，感染是引起儿童间质性肺疾病的重要原因。具体表现是剧烈咳嗽，气促、进行性呼吸困难，迁延难愈。发病群体大多是幼儿以及学龄前的小儿。一旦患上，经常会彻夜咳嗽。

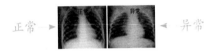

正常 ▶　　　　　　　◀ 异常

　　患上此病的一般都是属于虚弱、营养不良的体质，免疫功能不佳，而且不仅会不断咳嗽，还会伴有发热的症状。疾病长时间不愈，幼儿的营养状态会受到影响，逐渐消瘦，出现营养不良等疾病。小儿间质性肺炎发病的时候比较隐蔽，经常是不经意间就患上了，等到家长发现的时候，已经咳嗽个不停了。家长朋友如果注意到这种病的初期症状，应尽早带孩子到医院就医。

（二）按病因分类

　　按病因分类，一般可以分为病毒性肺炎、细菌性肺炎、支原体肺炎、真菌性肺炎和理化因素所致的肺炎。细菌性肺炎主要是由肺炎链球菌、金黄色葡萄球菌、流感嗜血杆菌、大肠杆菌等引起；支原体肺炎是由肺炎支原体引起；真菌

性肺炎多是由肺念珠菌、曲霉菌、隐球菌等真菌感染引起；理化因素所致肺炎多由放射、异物吸入等因素引起，较为少见；而病毒性肺炎是由呼吸道合胞病毒、腺病毒、流感病毒、副流感病毒1、2、3型、鼻病毒、巨细胞病毒和肠道病毒等引起。

一般病毒性肺炎的症状比较轻，没有明显的胸部体征，但会出现发热的症状，一般持续三周左右；而细菌性肺炎的主要症状是高热、咳嗽、寒战等，一般持续两周左右。

新型冠状病毒性肺炎也是病毒性肺炎的一种，下面简单介绍一下这种肺炎。

新型冠状病毒性肺炎，冠状病毒直径大约60～220nm，电子显微镜观察发现这些病毒的包膜上有形状类似日冕的棘突，故命名这类病毒为冠状病毒，冠状病毒是一个大型病毒家族，已知可引起感冒以及中东呼吸综合征（MERS）和严重急性呼吸综合征（SARS）等较严重疾病。新型冠状病毒是以前从未在人体中发现的冠状病毒新毒株。

感染病毒的人会出现不同程度的症状，有的只是发烧或轻微咳嗽，有的会发展为肺炎，有的则更为严重甚至导致死亡。该病毒致死率约为 2%~4%，这并不意味着它不严重，只是说病毒感染者不一定人人都会面临最严重的后果。

因为该病具有一定的传播强度，2020 年 1 月 20 号，国家卫健委发布 1 号公告将新型冠状病毒感染的肺炎纳入《中华人民共和国传染病防治法》规定的乙类传染病。

新型冠状病毒可以在人与人之间传播，主要的传播途径还是呼吸道飞沫传播和接触传播以及气溶胶传播。

直接传播：是指患者喷嚏、咳嗽、说话的飞沫、呼出的气体近距离直接吸入导致的感染；

气溶胶传播：是指飞沫在空气悬浮过程中失去水分而剩下的蛋白质和病原体组成的核，形成飞沫核，可以通过气溶胶（小颗粒）的形式漂浮至远处，造成远距离的传播。

接触传播：是指飞沫沉积在物品表面，接触污染手后，再接触口腔、鼻腔、眼睛等黏膜，导致感染。

不同人群感染新型冠状病毒后的症状有所不同，儿童及青年患儿其临床症状较为轻微，多数患者表现为低热、干咳等症状。对于50岁以上的中老年人或者合并有基础疾病、免疫抑制的患者，其临床症状更为严重，患者可出现呼吸困难、水电解质紊乱、原有疾病恶化、器官衰竭等。部分重症患者可不发热。还有部分患者不出现呼吸系统症状，仅以全身乏力、腹泻、腹胀、全身酸痛为主要症状。也有无症状感染者，是指病毒、细菌等病原体入侵人体后繁殖或复制，但人体并没有受到损害，也没有症状的这部分人群。

病毒感染历来没有特效治疗药物，临床常用的阿昔洛韦、利巴韦林等抗病毒药物也不能发挥特异性作用。对于新型冠状病毒也不例外，但是病毒感染在后期会损伤呼吸道黏膜，合并有细菌感染。当发现有明显细菌感染证据时可根据药敏结果针对性使用抗生素。重症患者可考虑使用糖皮质激素进行治疗，但需要注意预防其他并发症。部分患者病情危重，必要时可采用机械通气、体外膜氧合

（ECMO）等辅助治疗。中西医结合治疗新冠病毒性肺炎取得了重大进展，为世界各国抗击新冠病毒性肺炎做出了卓有成效的贡献，同时也让世界了解了中国中医的博大精深。

如何预防感染冠状病毒？北京市疾控中心建议要加强个人防护，避免接触野生禽畜，杜绝带病上班、聚会。如出现发热咳嗽等呼吸道感染症状，应根据病情就近选择医院发热门诊就医，并戴上口罩就诊，同时告知医生类似患者或动物接触史、旅行史等。

二、肺炎的护理

（一）环境清新

一个安静、整洁、温度湿度适宜的环境，是有利于小儿肺炎患儿恢复的。室温应保持在 20℃左右为宜，相对湿度55%～65%，以防呼吸道分泌物变干，不易咳出，防止交叉感染。宝宝呆的室内，人员不要太多，探视者逗留时间不要太长，冬天屋内要经常通风换气，但应注意避免对流风，宝宝要注意保暖。夏天暑热，可用被单将宝宝包好，

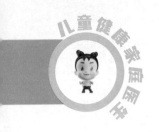

抱至室外阴凉处乘凉，使之吸入新鲜空气，改善缺氧。

（二）补充水分

多喝水，有利于痰液的排出和机体的正常运作。因此，妈妈们应该鼓励患儿多饮水，为患儿拍背、翻身，促进痰液的排出。并且，尽量母乳喂养，若人工喂养可根据其消化功能及病情决定奶量及浓度，如有腹泻者给予脱脂奶，对幼儿或儿童宜供应清淡、易消化、富有多种维生素的饮食，恢复期病儿应给营养丰富、高热量食物。对危重病儿不能进食者，给静脉输液补充热量和水分。

（三）充分休息

要保证充分休息与睡眠，各项检查处置最好集中进行，避免过多哭闹，以减少耗氧量和减轻心脏负担。

（四）呼吸顺畅

小儿患肺炎时，肺泡内气体交换受到限制，体内有不同程度的缺氧。鼻腔阻塞或气管、支气管内有大量痰液，会影响空气的吸入，加重缺氧。因此，应及时清除鼻痂、鼻腔分泌物和呼吸道痰液，从而改善通气功能，增加肺泡通气量，纠正缺氧，而且要防止黏稠痰堵塞及奶汁、药物呛入引起窒息。

清理呼吸道异常分泌物，有时需要为孩子拍背排痰，拍背排痰的目的是通过振动，痰就会流动，更容易将其排出。拍背排痰的手法是保持一个空腔式的手心拱起来，从下往上，依次从背部、腋下区开始拍，比如说右肺，让患儿身体左边靠床进行拍背排痰；如果是左肺，则身体右边靠床进行拍背排痰。在体位变动过程中拍背排痰。

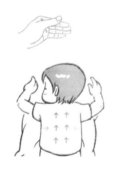

（五）口腔护理

痰多的肺炎患者应该尽量将痰液咳出，防止痰液排出不畅而影响肺炎恢复。在病情允许的情况下，家长应经常

将小儿抱起，轻轻拍打背部，卧床不起的患儿应勤翻身，这样既可防止肺部瘀血，也可使痰液容易咳出，有助于康复。

（六）高热孩子的护理

高热无汗的孩子可用湿毛巾冷敷前额降温。高热汗多的孩子，可用干毛巾擦拭，不要冷敷，避免风吹。

（七）饮食护理

可以给孩子吃一些富有营养及维生素的流食，喂食、喂水、喂药时，应将患儿抱起呈斜坡位，少量勤喂，下咽后再喂，以防误吸窒息。在饮食上还要注意以下几点。

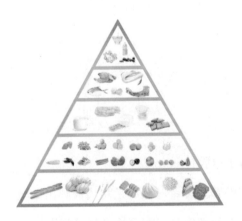

1.忌油腻厚味。如果吃太过油腻的食物会影响孩子的消化系统。

2.忌高蛋白饮食。如果孩子在患病期间摄入较多的蛋白质的话会导致排尿增多，这样更容易带走孩子体内的水分。尤其是对发烧的孩子来说更应该注意蛋白质的摄入。

3.忌食多糖之物。若小儿肺炎患者多吃糖后，体内白细胞的杀菌作用会受到抑制，食入越多，抑制就会越明显，从而加重病情。

4.忌辛辣食物。辛辣之品刺激性大，而且容易化热伤津，故肺炎患儿在膳食中不宜加入辣油、胡椒及其他辛辣调味品。

5.忌生冷食物。不要因为孩子发热就给孩子吃一些生冷的食物，西瓜、冰棒、冷饮、生梨、冰冻果汁、冰糕等食物都容易引起孩子体内阳气受损。

三、怎样预防肺炎？

（一）接种疫苗

接种疫苗是目前预防肺炎最有效的措施，目前主要使

用的是肺炎球菌荚膜多糖疫苗。有13价肺炎疫苗和23价肺炎疫苗。主要预防由肺炎链球菌感染引起的肺炎。13价肺炎疫苗，用于两周岁以下的婴幼儿接种。23价肺炎疫苗，用于两周岁以上的人群接种。因为宝宝出生后从妈妈体内带来的抗体，会随着时间减少，到了6月龄时抗体便会消失。这个时期婴儿对病原感染的抵抗力下降，容易患病，并发的心力衰竭、呼吸衰竭等更会危及生命。据有关数据显示，6岁以下鼻咽部肺炎球菌病毒携带率为30%~50%。每3个下呼吸道感染的儿童中，约有1个携带肺炎球菌。接种肺炎疫苗，可以有效预防肺炎链球菌引起的肺炎。接种以后产生的抗体，可以起5年左右的免疫预防作用。

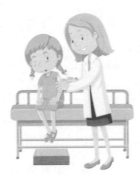

目前针对支原体肺炎、真菌性肺炎、病毒性肺炎和寄生虫型肺炎没有相对应的疫苗可以选择。

（二）感冒需及时治疗，及早治愈

感冒大多是病毒感染，治疗及时得当，多数病程短，很快能痊愈。但若是治疗不得当，病毒向下转移，使感染蔓延至肺，引发肺炎，是临床最常见的肺炎病因。因此，切不可忽视感冒，要做到及时治疗、及早治愈。

（三）避免与肺炎患者接触

肺炎的病原体可通过深呼吸、大声说话、打喷嚏以及剧烈咳嗽等方式进行传播，因此，婴幼儿应尽量避免与肺炎患者接触。尤其冬、春季节的呼吸道感染高发期，体弱者和肺炎易感人群应尽量避免到人多拥挤、空气不流通的商超、市场、电影院等地方，以免吸入飘浮在空气中的病原体。

（四）注意个人卫生

打喷嚏时注意遮掩口鼻，也可有效防止病原体传播给他人。勤洗手、用正确的方法洗手可以有效切断病毒的传播途径，因此非常必要。佩戴口罩时，视具体情况，使用

普通口罩或普通医用外科口罩及或 N95 口罩。戴口罩之前首先要用肥皂和流动的水把手洗干净。然后用口罩仔细遮盖嘴和鼻子并系牢，尽可能减少面部与口罩之间的空隙；在使用时，避免触摸口罩，特别是佩戴前。

正确佩戴一次性医用口罩的五个步骤：（1）平展口罩；（2）双手平拉推向面部，捏紧鼻夹使口罩紧贴面部；（3）左手按住口罩，右手将护绳绕在耳根部；（4）右手按住口罩，左手将护绳 绕向耳根部；（5）双手上下拉口罩边沿，使其盖至眼睛下沿和下巴。

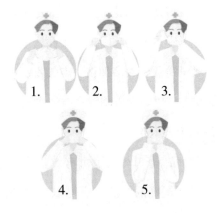

（五）养成良好的生活习惯

规律作息时间，保证充足的睡眠和休息，控制好情绪，不熬夜，规律进餐，均衡饮食，保持健康的体型，经常进行有氧锻炼，使自己的身体处于良好状态。房间通风换气，保持室内空气流通。多把衣物及被子置于阳光下晾晒。注意饮食，多吃高营养、易消化的食物。

（六）合理锻炼，增强体质

预防肺炎的时候，平时就要多增加一些户外的体育运动，因为在户外运动的时候不仅仅可以呼吸到更多的新鲜空气，清洁呼吸道，而且能够锻炼肌肉，增强个人体质。多做扩胸运动，伸开双臂，尽量扩张胸部，然后用腹部带动来呼吸，能增加肺容量。

四、家长常见误区

1. 误区一：认为提早使用抗生素就不会变成肺炎。感冒时使用抗生素，临床已经证实不能预防肺炎的发生。

2. 误区二：孩子咳嗽了赶快去拍片检查。除非医师

怀疑有肺炎时，方需拍片确诊，而不是作为咳嗽的常规检查。因为放射线对人体有害。

3.误区三：小儿没发烧就没有肺炎。虽然发热是小儿肺炎的主要症状之一，但并不意味着没发热就没有肺炎。宝宝患肺炎体温可能会很高，但也可能不发烧，甚至低于正常，并不是所有肺炎患儿都会发热。尤其是新生儿肺炎，有可能会既没有咳嗽也没有体温升高的症状。

4.误区四：孩子肺炎1天没效果应马上换药。宝宝得了肺炎，家长非常着急，治疗1天没好转，就会怀疑药无效，应该换一种药。其实小儿肺炎治疗不一定立竿见影，需时间过程。如果病情没恶化，一般需用药3天再评价疗效。

5.误区五：宝宝发烧包裹成"粽子"以免再着凉。宝宝发烧了，需要散热，才能降低温度。往往有许多家长，孩子发烧了，怕孩子再次着凉，把门窗关紧，生怕透风，并把宝宝包裹成"粽子"进行保暖。其实这样不利于散热，并会使患儿烦躁，导致呼吸急促。

应保持室内空气流通，阳光充足，可减少空气中的致病细菌，阳光中的紫外线还有杀菌作用，因此，应该勤开窗户通风。

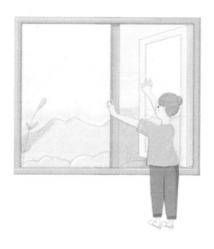

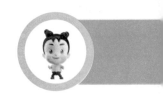

>>> 第八章

小儿支气管哮喘

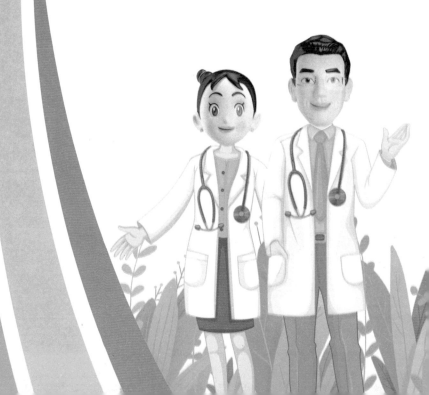

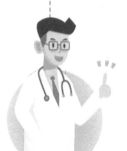

什么是小儿支气管哮喘?

小儿支气管哮喘是一种常见、多发的慢性呼吸道疾病,主要症状是反复发作的喘息、气急、胸闷、咳嗽。由多种细胞,包括炎性细胞(嗜酸性粒细胞、肥大粒细胞、T淋巴细胞、中性粒细胞等)、气道结构细胞(气管平滑肌细胞、上皮细胞)和细胞组分参与的气道慢性炎症性疾病。这种慢性炎症与气道高反应性相关,通常出现广泛而多变的可逆性气流受限,导致反复发作的喘息、气促、胸闷和咳嗽等症状,多在夜间和清晨发作、加剧,多数患者可自行缓解或经治疗缓解。

　　由于受到空气、环境污染以及化学成分食品增多等因素的影响，小儿哮喘的发病率逐年上升，每10年差不多翻一番。目前全球已有3亿哮喘患者，在英国，约20%的学龄儿童患有哮喘，我国儿童哮喘患者也多达3000多万。哮喘发病率如此之高，严重影响我国儿童的身体健康。然而，很多家长对哮喘却缺乏正确的认识。在很多家长印象中，哮喘就是严重的喘息、"上不来气"、反复发作，很难根治，需要长期用激素控制，每天都要对着嘴巴喷激素，不能剧烈活动，不能受凉等。因此，对哮喘非常恐惧。其实，尽管哮喘发病率不断增加，但小儿哮喘的治疗效果要明显好于成人。绝大多数的儿童哮喘还是可以得到良好控制的。只要我们正确认识，规范治疗，注重日常防护。

一、家长如何判断小儿支气管哮喘的轻重程度？

（一）轻度哮喘

　　呼吸频率轻度加快、走路时气促、可以平卧、说话成句、可有焦虑和烦躁、散在哮鸣音或呼气末可闻哮鸣音、尚无

三四征出现，脉率略增加但无奇脉（是指吸气时脉搏明显减弱甚至消失，呼气时又出现或恢复原状的现象）。

（二）中度哮喘

呼吸频率加快、说话时气促、喜欢坐位、说话成短句、常有焦虑和烦躁，可闻及响亮哮鸣音并呈弥漫性，可有三凹征出现，脉率增加。

（三）重度哮喘

呼吸频率明显加快、休息时气促、前弓位、说单字、常有焦虑和烦躁，大汗淋漓，面色青灰、口唇指甲发绀、面容惊恐，可闻及响亮哮鸣音并呈弥漫性和双相性，通常有三凹征出现，脉搏明显加快，通常有奇脉。

（四）危重哮喘

呼吸频率减慢或不规则、难以说话、嗜睡、意识模糊，哮鸣音减弱，甚至听不到呼吸音，也叫"闭锁肺""沉默肺"，胸腹反常运动，脉搏减慢或不规则，无奇脉。

二、如何预防小儿支气管哮喘?

小儿支气管哮喘是呼吸系统的慢性反复性疾病,经过规范化治疗,可以达到良好疗效或完全控制疾病的发展。孩子可以和正常孩子一样生活和学习,但如果不及时的治疗,也会产生很多危害,影响孩子的肺发育、生长发育,甚者发展为成人哮喘。

父母在日常生活中,该如何照顾哮喘的宝宝?怎么减少喘息的发作呢?可以从以下几方面着手:

(一)建立一份"家庭病案"

把孩子每次哮喘发作的日期、时间、地点、发病当天的天气情况,有无特殊饮食和特殊化学物质的诱发,发病时的症状、呼吸困难的程度,及急救药物的应用情况等。用药情况,发病前 24 小时内产生过的特殊事件,孩子是否有过剧烈活动、有无大哭大笑等,激怒恐惧等情绪影响均要详细记录下来。经过这样长期细致的观察、分析、归纳总结,就可找出发病的某些规律以及有关的可疑因素。及

时规避或抢先干预治疗，可以预防喘息的急性发作。从而采取相应的办法加以克制。

（二）避开过敏源

如果哮喘的急性发作是由过敏引起的，应规避接触过敏原，特别是对螨虫过敏的宝宝，可在病情控制后早期给予脱敏治疗，以帮助孩子建立适应性免疫，降低或减少过敏反应，以预防喘息的急性发作。可去医院做脱敏治疗，以帮助孩子的免疫系统建立防御能力，减少甚至消灭过敏反应。同时，平时应尽量避免暴露在过敏源下面。选择朝阳的居室，室内保持干净、透风、干燥，严禁吸烟；尽量避免或减少接触花粉、灰尘、尘螨、动物的毛发；要常清洗寝具、地毯、家具；安装空气滤净器；使用有滤器的吸尘器；居家环境多多种植绿色植物，因为绿色植物是非常有效的"空气滤净器"。家中不要养猫、狗、兔、鸽子等宠物，更不要让这些动物接触宝宝，以防诱发喘息。父母不要用香味稠密的化妆品，更不要给孩子搽抹化妆品；有稠密异味的化学物质，如油漆、汽油、杀虫剂等均不宜让患儿接触。给孩子买玩具时，应选择木、布、金属或塑料材制的好，不要买皮毛或厚绒制成的玩具。另外，在购买玩具时要闻一下有无特殊气味，以无味者为佳。

（三）避免冷空气

当你开门出去时，冷风迎面袭来，对患儿有百害而无一利，因此天冷时，应当减少不必要的外出。如果必须外出，则应先将嘴巴及鼻子保护好。冷空气可能引发哮喘的急性发作，因为气温突然变冷或气压降低，可诱发支气管痉挛而引起喘息的急性发作。但当用围巾或口罩盖住患儿嘴鼻部分，吸入的空气就变得暖暖的、湿湿的了。吸入的则是温暖的空气。

（四）饮食宜忌

饮食宜清淡，多吃新鲜蔬菜和水果。如萝卜、刀豆、丝瓜、枇杷、橘子和核桃等。鱼、虾、螃蟹、葱、蒜、韭菜和过酸过辣的食品以少吃为好。不宜进食肥腻生冷之物，如肥肉、奶油、冷饮、巧克力等。

忌辛辣、过甜、过咸的食物。如果发现孩子吃了某种

食品有哮喘发作时，必须停止进食该种食品。

孩子出现哮喘的病证，要注意膳食平衡，在发作期时，一定要饮食清淡、吃容易消化的食物；在缓解期时，多进食一些新鲜水果和蔬菜，如萝卜、刀豆、丝瓜、枇杷、橘子和核桃等；尽量避免接触"发物"，特别是海鲜类食物，以防诱发或加重喘息；同时要回避一些生冷、干炸、辛辣、刺激、油腻的食物；如果宝宝是过敏体质，对多种食物过敏时，可以查食物过敏原，这对哮喘宝宝的饮食会有很好的指导作用。

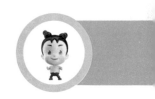

>>> 第九章

常见皮肤病

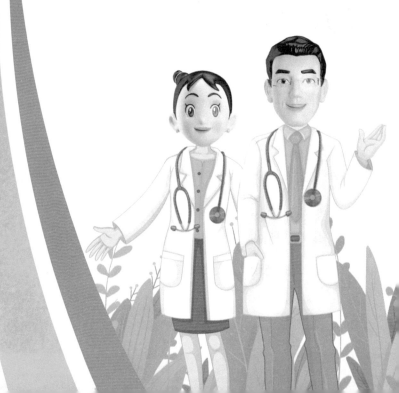

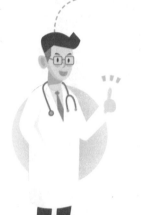

什么是皮肤病？

皮肤病（dermatosis）是发生在皮肤和皮肤附属器官疾病的总称。皮肤是人体最大的器官，皮肤病的种类不但繁多，多种内脏疾病也可以在皮肤上有表现。引起皮肤病的原因很多，比如感染因素引起的皮肤病，其他如机械性、物理性、化学性、生物性、内分泌性、免疫性等因素。

一、小儿热疹

（一）小儿热疹概述

小儿热疹就是我们常说的痱子。当孩子出现汗腺毛孔堵塞，汗液无法排出时，使汗腺导管阻塞，内压增高，汗液外溢刺激周围组织引起的汗腺周

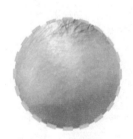

围发炎，最常见的是热疹。热疹看起来是小小的粉红色或红色的小丘疹或丘疱疹，通常出现在衣服下面或皮肤褶皱处，比如面部、头颈部、肘部、腋窝或大腿内侧。这种皮疹通常在肌肤散热清凉后不久就会消失。

如果毛孔堵塞使汗液无法排出体外，就会长痱子。婴幼儿尤其容易长痱子，因为他们的毛孔比成年人的小。炎热、潮湿的天气容易引发痱子，冬天也可能是因为家长给孩子穿得太厚而引发。

（二）小儿热疹如何家庭护理?

1. 保持凉爽。宝宝出汗后及时更换衣服。不要穿紧身衣，尽量选择吸汗、宽松和舒适的棉质衣服，有利于汗液排出。注意室内通风，夏季避免宝宝过热，可以开空调或电扇，不让宝宝出汗的温度就是合适的温度，但要注意避免空调、电扇正对着小孩吹。

2. 保持干燥。汗液、尿液或口水都容易引发热疹，皮肤用温水清洗干净，把皮肤褶皱处、长了痱子的地方多洗洗，每天不用频繁清洗，否则会破坏皮肤本身的保护层。

3. 患处裸露。出现热疹的部位裸露，不要捂热，不要使用润肤霜、药膏或油霜等，这样会妨碍水汽蒸发，从而使痱子更严重。

4. 修剪指甲。注意修剪小孩的指甲，以免痱子发痒时，小孩用手挠抓破皮肤，造成皮肤感染。

5. 不建议用痱子粉。痱子粉就是添加了止痒成分的爽身粉，而爽身粉的成分主要是滑石粉。滑石粉很容易被石棉污染，石棉对婴幼儿皮肤和呼吸道有伤害。而且痱子粉使用之后再吸汗会结块，阻塞汗液排出，不利于痱子恢复。万一痱子粉被小孩吸到肺里，也容易造成损伤。

二、小儿湿疹

（一）小儿湿疹概述

婴幼儿湿疹，西医称为特应性皮炎，也称为遗传过敏性皮炎、异位性皮炎，是一种慢性、复发性，与遗传过敏体质及环境因素有关的炎症性皮肤病，最常见于出生后 2~4 个月的婴儿，以湿疹样皮疹、伴剧烈瘙痒和反复发作为临床特点。

　　患湿疹的孩子起初皮肤发红、边界不清，继而在红斑基础上出现丘疹、丘疱疹甚至水疱；瘙痒摩擦后皮肤发糙、脱屑，也有部分干性湿疹没有典型的疱疹，而表现为皮肤表面附着白色糠样鳞屑，抚摩孩子的皮肤如同触摸在砂纸上一样，遇热、遇湿都可使湿疹表现显著或加重。

　　产生湿疹主要有以下四种因素。

　　1. 遗传因素。据统计，母亲是过敏体质，子女出生后3 个月内发病概率25%，2 岁超过50%；父亲是过敏体质，子女发生湿疹的概率是22%；父母都是过敏体质的，子女发生湿疹概率高达79%。

　　2. 食物因素。牛奶（包括配方奶）中含有大量异体蛋白，极易引起过敏，是让宝宝患上湿疹的重要因素之一；如果妈妈过量食用鸡蛋、鱼、虾、蟹、巧克力和果糖等都可能会引起宝宝过敏。

　　3. 皮肤因素。皮肤屏障功能破坏也是宝宝发生湿疹的重要原因。皮肤表面有一层角质层，可以起到避免外界因素刺激的作用，婴幼儿皮肤角质层较薄；经常出汗的地方，

由于汗液刺激及反复擦拭，皮肤角质层被破坏，过敏原、微生物和不适的环境温湿度会更直接作用于表皮和真皮层，从而导致炎症发生。

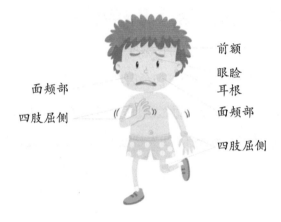

前额
眼睑
耳根
面颊部
四肢屈侧

面颊部
四肢屈侧

4.环境因素。羊毛织品、人造纤维衣物、花粉、螨虫、汗液和尿液等都可能引发湿疹。

（二）小儿湿疹如何护理？

1.积极寻找过敏原。有些孩子离开原生活环境或停吃某种食物后湿疹就有好转。母乳喂养的婴儿患了湿疹，母亲也应暂停吃某些可能引起过敏的食物（如鸡蛋、奶制品、海鲜和热带水果等），不吃辛辣的食物。如配方奶喂养的宝宝，怀疑奶产品过敏时，可选择低过敏性的水解蛋白配方奶粉或氨基酸奶粉喂养。食物添加剂也容易引起过敏，因此，添加辅食要避免用含食物添加剂的垃圾食品。

2. 对症处理。病情程度轻可以涂儿童湿疹霜或氧化锌软膏、炉甘石等，增加 B 族和 C 族维生素的补充；如果皮肤有糜烂渗液，可用 3% 硼酸水湿敷患处，每次 20～30min，每天 3～4 次，直至渗液停止；如果化脓感染，外用抗生素软膏（如百多邦软膏），必要时口服抗生素。若病情程度重建议带宝宝去医院治疗。

3. 做好保湿工作。给孩子选择保湿效果好、不致敏的润肤霜，每日涂抹。

4. 及时给宝宝剪指甲。避免长指甲抓破皮肤，引发感染。

5. 做好环境保护。尽量不要抱着孩子直晒太阳，也不要在空调环境里待太久，避免干燥高热的室温对宝宝皮肤造成损害。

6. 穿衣注意事项。宝宝的衣服、被褥等选择全棉的、宽大、柔软、清洁及无刺激性的布料。平时经常摸摸孩子

的脖子、腋下是否潮湿有汗，及时给孩子增减衣物。

7.避免过度洗浴。如果过度用肥皂和热水给宝宝洗澡，会将皮肤表面的油脂洗掉，使皮肤更加干燥，还会刺激肌肤。建议夏季每天最多洗1次澡，冬季每周最多洗3次澡，水温36～40℃之间，时间不超过10min。不要让孩子去含氯的游泳池或海水中游泳。

三、小儿荨麻疹

（一）小儿荨麻疹概述

荨麻疹是一种儿童常见的皮肤过敏反应，表现为皮肤上较快出现凸起的扁平风团样粉红色疹，形状多样，皮疹瘙痒。除了食物、感染和药物等过敏源外，花粉、蚊虫叮咬等也会引发荨麻疹。在大多数情况下，荨麻疹在数小时内或数天内自行消失，消退后不留痕迹；皮损时易反复发作，时起时落，傍晚多发。

荨麻疹多表现为皮肤瘙痒性风团，少数也可合并呼吸道及消化道症状，如腹痛、腹泻、恶心呕吐、气促、胸闷甚至呼吸困难，需紧急就医。

（二）常见诱因

1.食物。主要是动物蛋白，如鱼、虾、蟹、鸡蛋和牛奶；还有一些食品添加剂也可能诱发过敏。

2.药物。青霉素类抗生素、抗毒血清和某些疫苗都可能引起过敏。

3.其他如花粉、飞絮、特殊气味、动物皮屑、尘螨和化工产品，如甲醛、细菌和病毒感染、蚊虫叮咬等也会引起过敏。

（三）小儿荨麻疹如何家庭护理?

1.避免穿粗、硬、厚及纤维化衣裤，宜选用宽松柔软的棉质衣物。避免日光暴晒，保持皮肤清洁。

2.经常修剪指甲，避免抓伤破溃造成感染。瘙痒时可以轻拍或局部冷敷来缓解症状。

3.避免使用肥皂以及用热水烫洗皮肤。

4.室内要通风透气，保持清洁卫生。不要种植可以产生花粉或飞絮的植物。

5.让宝宝作息规律，起居有常，并保持良好情绪。

6.饮食要清淡、富含营养，宜消化，不要吃高蛋白饮食及辛辣刺激的食物，如鱼、虾、蟹、鸡蛋、牛奶、鸡肉、羊肉、牛肉和辣椒等，也不要暴饮暴食。

（四）小儿荨麻疹如何进行家庭治疗？

荨麻疹不是麻疹，它是一种过敏性的皮肤疾病，家长不必担心其传染性。

小儿出现荨麻疹，首先查明原因，寻找致敏原，远离过敏原是关键。看近期有没有添加过某些以前未食用过的辅食或者食物。其次，察看宝宝使用的物品或接触的外界环境有没有导致荨麻疹发作的因素。口服药物，婴幼儿可选用西替利嗪滴剂和氯雷他定糖浆，5~6岁儿童可以使用片剂或胶囊剂。一般，无需外用药物，严重时，可适当选用炉甘石洗剂和锌氧洗剂等，严重者可外用糖皮质激素等。

四、小儿手足口病

（一）小儿手足口病概述

手足口病是一种常见于5岁以下宝宝的急性传染病，

致病原因主要是肠道病毒，比较常见的是柯萨奇 A16 型病毒及肠道病毒 71 型病毒（EV71）。该病已在世界多个地区爆发和流行，近年来我国的发病率显著上升，一年四季均可发病，以夏秋季最多，冬季少见。2008 年 5 月，我国将其列为法定传染病丙类。

（二）小儿手足口病有哪些临床表现?

潜伏期一般为 2 ~ 10 天，平均 3 ~ 5 天。普通病例表现为急性起病，手足、口等处出现红色小丘疹，并迅速转为小疱疹，疱内液体较少，有时在臀部、肛周、膝关节和肘关节也可见到疱疹，可伴发热、食欲不振、头晕、头痛、咳嗽和流涕等症状。多在 1 周内自行消退，预后良好，无后遗症。

重症病例（多见于 3 岁以下）病情发展迅速，通常在发病的 1 ~ 4 天出现脑膜炎、脑炎、脑脊髓炎、心肌炎、神经源性肺水肿、肺出血、呼吸衰竭和循环障碍等，主要见于 EV71 感染，极少病例出现死亡。一旦发现宝宝手、脚、口和肛门等处出现水泡、溃疡等症状，建议及时就医。

手足口病高发期一般是每年的 4～9 月份，幼儿园等孩子比较密集的地方传播很快。对于每年 9 月入园的那批宝宝来说，存在大面积爆发的可能，家长需要格外注意。

如果你看到孩子有流鼻涕、咳嗽和发热等类似感冒的症状，且嘴里长满疱疹，口腔黏膜有白斑溃疡，手脚心、肛周有疱疹出现，那么您就要注意啦!

（三）手足口病的传播途径是什么?

1. 饮食传播。手足口病的致病原因是肠道病毒，所以饮食传播是主要的扩散方式之一。被污染的水、不卫生或变质过期的食物都有可能导致细菌不断扩散，引起宝宝感染。

2. 飞沫传播。患儿的咽喉中可能带有病毒伴随飞沫传播，几个小宝宝靠在一起说话时，病毒可能在不知不觉间就传播开了。

3. 接触传播。患儿玩过的玩具、用过的餐具、毛巾、被子和内衣等等都有可能沾染上病毒，健康的小宝宝接触到这些东西可能会让病毒有机可乘，还有过于密集的地方病毒传播得比较快，比如说幼儿园、培训班等，老师和家长要格外注意。

（四）家长如何护理手足口病患儿？

1.首先应将患儿与健康儿隔离，一般需隔离2周。患儿用过的玩具、餐具或其他用品应彻底消毒。一般，常用含氯的消毒液浸泡及煮沸消毒，不宜蒸煮或浸泡的物品可置于日光下暴晒。家长们更要以身作则，带孩子清洁个人卫生，尤其是饭前便后以及外出后，一定要将手清洗干净。

2.保持室内空气流通，温度适宜，定期开窗通风，居室内应避免人员过多，禁止吸烟，防止空气污浊，避免继发感染。

3.患儿应卧床休息，多饮温开水。患儿因发热、口腔疱疹，胃口较差，不愿进食，故饮食宜清淡、可口及易消化，口腔有糜烂，疼痛明显时可以吃一些流质食物，减少食物与口腔黏膜的接触摩擦。禁食冰冷、辛辣和咸等刺激性食物。

4.要保持口腔清洁，预防细菌继发感染，每次餐后应用温水漱口，口腔有糜烂时可涂金霉素、鱼肝油和口腔溃

疡散，或康复新液含服以减轻疼痛，促使糜烂早日愈合。

5.患儿衣服、被褥要清洁，衣着应宽大、柔软，经常更换。床铺应平整干燥。剪短患儿指甲，必要时包裹患儿双手，防止抓破皮疹。臀部有皮疹的婴儿，应随时清理患儿的大小便，保持臀部清洁干燥。疱疹破裂者，局部可涂擦碘附或抗生素软膏。

6.小儿手足口病一般为低热或中等度热，无须特殊处理，可让患儿多饮水，如体温超过38.5℃，可在医生指导下服用退热剂。

7.要注意观察病情变化，由于引起手足口病的肠道病毒也具有侵害脑和心脏的特性，可引起脑膜炎、心肌炎等并发症，故家长应严密观察孩子的病情变化，发现患儿有高热、剧烈头痛、呕吐、面色苍白、哭闹不安或嗜睡时应立即到医院就诊。

（五）手足口病患儿如何家庭治疗？

1.一般治疗：居家隔离，多喝温开水，多休息，清淡饮食。

2.对因治疗：使用利巴韦林、阿昔洛韦等抗病毒药物，近年来，临床上采用清热解毒类中成药治疗取得了十分良好的效果，如小儿清咽颗粒、蓝芩口服液、蒲地蓝口服液和抗病毒口服液等。

3.对症治疗：对于发烧和疼痛，可以给予布洛芬制剂，如家庭治疗3天不见好转或病情进行性加重，须及时就医。

五、小儿麻疹

（一）小儿麻疹概述

麻疹是由麻疹病毒感染引起的具有高度传染性的急性出疹性呼吸道传染病。中国自1965年开始使用麻疹减毒活疫苗以来，发病率大大下降，但在一些地区仍有地方性爆发和流行。

麻疹主要发生在冬春季，其他季节也有散发。患者是唯一传染源，主要通过呼吸道传播，密切接触经污染麻疹病毒的肢体、衣物等亦可传播。未患过麻疹或未接种过麻疹疫苗者均为易感人群，6个月至5岁小儿是麻疹易发人群。麻疹疫苗是我国计划免疫项目之一。

（二）小儿麻疹有哪些临床表现？

麻疹初期类似感冒，主要有发热、流涕、咳嗽和流泪，继而出现眼结膜充血，口腔颊黏膜处出现麻疹黏膜斑，发热 3~4 天后分批出现皮疹，先见于发际、耳后，渐及额、面和颈部，自上而下蔓延至胸背、四肢，部分可融合成片状，皮疹多为高出皮肤的充血性皮疹，压之褪色，皮疹一般 3~4 天出齐。

（三）小儿患了麻疹如何家庭处理？

小儿麻疹在没有并发症的情况下可居家隔离，多喝温开水，多休息，清淡饮食，隔离期一般为出疹后 5 天左右。保持室内空气流通、新鲜，温度适宜，定期开窗通风。患儿衣服、被褥要清洁，衣着应宽大、柔软，经常更换。床铺应平整干燥。

高热时可物理降温或应用小剂量退热剂，也可服用中成药小儿肺热咳喘颗粒，以清热解毒、宣肺止咳，1 岁以下 1 次 2g（半袋）、1~3 岁 1 次 4g（1 袋），每日 3 次，3~7 岁 1 次 4g（1 袋），每日 4 次；7 岁以上 1 次 8g（2 袋），每日 3 次。

但如有高热不退、咳喘频繁和呼吸费力，甚至出现三凹征等肺炎并发症表现者需要立即就医诊治。

（四）小儿如何预防麻疹？

按时接种麻疹减毒活疫苗是预防麻疹的重要手段。接种 8 足月龄婴儿。

六、小儿水痘

（一）小儿水痘概述

小儿水痘是由感染水痘 – 带状疱疹病毒引起的急性出疹性传染病。冬春季节为发病高发期，5 ~ 9 岁儿童最为易感。

（二）小儿水痘有哪些临床表现？

小儿水痘以斑疹、丘疹、疱疹和结痂为主要特点，皮疹分批出现，可同时存在，皮疹呈向心性分布，躯干部较多，头、面、四肢较少；潜伏期 10 ~ 21 天，典型病例，前驱期可有发热、食欲减退和头痛等表现，一般出现轻度发热，

2～4天缓解，轻者无发热，仅出现少数皮疹。

（三）小儿患了水痘如何家庭处理?

水痘多为自限性疾病，10天左右自愈，在没有并发症的情况下可居家隔离，多喝温开水，多休息，清淡饮食，隔离期一般为出疹后10天左右，隔离患儿至疱疹全部结痂为止。

1. 首先，应将患儿与健康儿隔离。患儿用过的玩具、餐具或其他用品应彻底消毒。一般，常用含氯的消毒液浸泡及煮沸消毒。不宜蒸煮或浸泡的物品可置于日光下暴晒。家长们更要以身作则，带孩子清洁个人卫生，尤其是饭前便后以及外出后，一定要将手清洗干净。

2. 保持室内空气流通、新鲜，温度适宜，定期开窗通风。

3. 禁食冰冷、辛辣刺激性食物。

4. 要保持口腔清洁，每次餐后应用温水漱口。

5. 患儿衣服应宽大、柔软，被褥要清洁，经常更换。剪短患儿指甲，防止抓破皮疹。

6. 低热或中等度热，无须特殊处理，也可物理降温或应用小剂量退热剂，也可服用一些清热解毒类的中成药。但如有疱疹内出血、高热不退等表现者需要立即就医诊治。

七、小儿流行性腮腺炎

（一）小儿流行性腮腺炎概述

小儿流行性腮腺炎又称为"痄腮"，是由腮腺炎病毒引起的急性呼吸道传染病，以腮腺漫肿疼痛为特征，可并发脑膜脑炎、睾丸炎和胰腺炎或卵巢炎等。以呼吸道飞沫传播为主，全年均可发病，冬春季多见。多在幼儿园和学校流行，以5～15岁患儿多见，年长儿多见，一次感染后一般可终生免疫。

（二）小儿流行性腮腺炎有哪些临床表现？

一般潜伏期为2～3周，平均18天左右。前驱期一般较短，常有发热、食欲不振、乏力头痛；继而出现腮腺肿大和疼痛为特征，多先见于一侧，另一侧相继肿大，以耳垂为中心向前、后、下发展。触摸有弹性感并触痛，表面皮肤不发红，1～3天达到高峰，开口咀嚼或吃酸性食物时

胀痛剧烈。病程一般为1周左右。病程中有不同程度的发热，持续时间不一，也有不发热者。

（三）小儿流行性腮腺炎如何家庭治疗？

目前，小儿流行性腮腺炎尚无特异性治疗手段，以对症处理为主。要保持口腔清洁，每次餐后应用温水漱口，给予清淡饮食，忌酸性食物，多饮温开水，对发热者可用小儿清咽颗粒、抗病毒口服液和蒲地蓝口服液等清热解毒类中成药。同时，还可以局部外敷仙人掌或芦荟等。如有高热不退、头痛、恶心、呕吐和腹痛等表现时，应及时就医。

（四）小儿流行性腮腺炎有哪些常见的并发症？

1. 脑膜脑炎是本病最常见并发症，多发生在腮腺肿大1~2周内，表现为发热、头痛、恶心、呕吐和颈项强直等，实验室检查有脑脊液的改变。

2. 心肌炎是本病常见并发症，腮腺肿大1~2周内，纳差、乏力、精神差、胸闷和面色苍白等，心电图检查有异常改变。

3.睾丸炎、卵巢炎等一般少见，多在起病后 1 周内，男孩出现睾丸痛、小腹痛和发热等，女孩出现下腹部疼痛等。

八、小儿过敏性紫癜

（一）小儿过敏性紫癜概述

过敏性紫癜是一种常见的毛细血管变态反应性出血性疾病，也称亨－舒综合征，是一种以小血管炎为主要病变的系统性血管炎，主要表现为非血小板减少性紫癜，常伴关节肿痛、腹痛、便血、血尿和蛋白尿。多见于学龄前和学龄期儿童，男孩多于女孩，一年四季均可发病，以春秋两季居多。本病易复发，无特效疗法。

（二）小儿过敏性紫癜的常见病因

本病病因尚不清楚，可能与本病发病的因素有关，具体如下。

1.感染因素：细菌感染（尤其是链球菌感染）、病毒感染和寄生虫感染等均可成为致敏原。

2.食物因素：进食鱼虾、蟹等海鲜，鸡蛋、牛奶等异

种蛋白质。

3. 药物因素：青霉素类、磺胺类药物、抗结核药和解热镇痛药等药物。

4. 预防接种：伤寒、肝炎等疫苗接种。

5. 其他因素：如虫咬、寒冷、花粉吸入和精神因素等。

（三）小儿过敏性紫癜常见的临床表现

1. 皮肤型：最常见，主要表现为皮肤出血性皮疹。以双下肢伸侧多见，分批出现，对称分布，大小不等，新旧不一，高出皮面的斑丘疹样紫癜或渗出性红斑，压之不褪色，多反复出现，可伴荨麻疹和血管神经性水肿，严重者可出现溃疡或坏死。

2. 关节型：紫癜出现前、后多见于膝、踝、肘和腕等大关节疼痛，活动受限。可呈游走性，愈后不留畸形。

3. 腹型：紫癜出现前后有腹痛，一般以阵发性剧烈腹痛为主，可伴恶心、呕吐和便血，但无腹肌紧张及反跳痛。

4. 紫癜性肾炎：约 30% ~ 50% 的患儿会出现肾脏损害，常表现为肉眼或镜下血尿、蛋白尿阳性和管型尿。以发病

4～8周后出现最多。少数可表现为迁延型肾炎、肾病综合征、慢性肾小球肾炎和急进性肾炎。

5.其他症状：偶可发生颅内出血、肺出血和心肌炎等少见症状。

（四）单纯性小儿过敏性紫癜的家庭治疗

1.想办法除去致敏因素，注意饮食，祛肠虫。

2.单纯皮肤型者，若出现荨麻疹或血管神经性水肿者可服用抗组胺药、钙制剂和维生素 C 等，3 天不见好转，尽快就医。

（五）非单纯性小儿过敏性紫癜

应立即就医，以防贻误病机。

（六）小儿过敏性紫癜的预后

小儿过敏性紫癜预后良好，一般在 6～8 周内好转，部分病例可反复发作，但复发者的病情较初发时有逐渐减缓趋势。少数患者可迁延达数年之久。有肾脏受累者，多数能恢复，少数严重受累者可引起肾功能衰竭，预后较差。

九、小儿系统性红斑狼疮

（一）小儿系统性红斑狼疮的概述

系统性红斑狼疮（SLE）是一种侵犯多系统和多脏器的自身免疫性疾病。患儿体内存在多种自身抗体和免疫学改变，是儿童常见的全身性结缔组织病之一。90%为女性发病。小儿SLE临床表现多样，除发热、皮疹等共同表现外，因受累脏器不同而表现不同，常常先后或同时累及泌尿、神经、心血管、血液和呼吸等多个系统，常表现为中至重度多脏器损害。有潜在致命性，如不及时治疗，儿童SLE的预后比成人严重。

（二）小儿系统性红斑狼疮的临床表现

1.全身症状：发热，热型不规则，伴全身不适、乏力、纳差、体重下降、脱发及肝脾淋巴结肿大等。

2.皮肤、黏膜表现：40%左右患儿以皮疹为首发症状。其中，面部蝶形红斑最常见，这也是小儿系统性红斑狼疮的标志性表现。对称性颊部蝶形红斑，跨过鼻梁，边缘清晰，略高出皮面，日晒后加重；上胸及肘部等暴露部位可有红斑样斑丘疹；掌跖红斑、指（趾）端掌侧红斑、甲周红斑和指甲下远端红斑等均为血管炎所致。还可见脱发、光过敏、盘状红斑和血管炎性皮疹等，也可有皮肤出血和鼻腔、口腔黏膜的溃疡。

3. 关节症状：关节、肌肉疼痛，关节肿胀和畸形。

4. 心脏、肾脏可累及心内膜、心肌和心包，可表现为心力衰竭。也可并发局灶性肾小球肾炎、弥漫性增生性肾小球肾炎，重症可死于尿毒症。肾脏受累亦可为首发症状。

5. 神经系统、其他：患儿常有头痛、性格改变、癫痫、偏瘫及失语等。也有肝、脾和淋巴结肿大，还可有咳嗽、胸痛和呼吸困难等症状，可有腹痛、呕吐等消化道症状。

6. 狼疮危象：儿童较成人尤易发生危象，表现如下。

（1）持续高热，用抗生素治疗无效。

（2）暴发或急性发作，出现以下表现之一者：全身极度衰竭伴有剧烈头痛；剧烈腹痛，常类似急腹症；指尖的指甲下或指甲周围出现出血斑；严重口腔溃疡。

（3）肾功能进行性下降，伴高血压。

（4）出现狼疮肺炎或肺出血。

（5）严重精神神经性狼疮的表现。

（三）小儿系统性红斑狼疮的治疗

一旦发现或疑似本病，应尽快就医。

（四）小儿系统性红斑狼疮的预防

因本病病因和发病机制尚不明了，可能与紫外线照射、药物、化学制剂和感染等因素有关，上述因素可使有红斑狼疮体质的人发病，应注意预防。

遗传因素流行病学及家系调查表明，系统性红斑狼疮患儿有明显的家族史，且家族中也常有患其他结缔组织病的亲属。有系统性红斑狼疮家族史的儿童，尽量避免紫外线照射和化学制剂刺激，应尽量避免感染，使用药物时应特别注意。

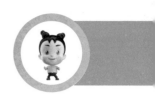

>>> 第十章

小儿常见消化
系统疾病

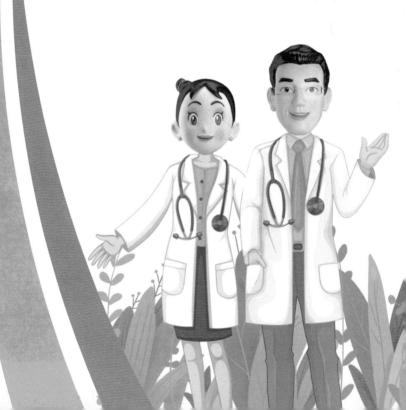

一、鹅口疮

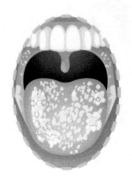

（一）小儿鹅口疮概述

鹅口疮，又叫雪口病，是由白色念珠菌引起的真菌感染，在口腔黏膜表面形成白色斑膜的疾病。

儿童口腔黏膜表面覆盖白色乳凝块样小点或小片状物，可融合成大片，不易擦去，周围无炎症反应，强行剥离后黏膜潮红、粗糙，可有溢血。不痛、不流涎，一般不影响吃奶，无全身症状。重症可伴低热、拒食、吞咽困难，可危及生命。

（二）儿童哪些情况容易引发鹅口疮？

鹅口疮多见于新生儿和婴幼儿，营养不良、腹泻、长期使用广谱抗生素或激素的患儿。新生儿多由产道感染或哺乳时污染的奶头和乳具获得感染。

（三）儿童鹅口疮如何家庭处理？

先用 1%～2% 碳酸氢钠溶液局部涂布或饮用的苏打水

漱口，再用制霉菌素混悬剂进行局部涂抹，每日 2 ~ 3 次。一般情况下，这样处理会起到很好的效果。如果家庭处理效果不佳，建议就医。

（四）鹅口疮患儿如何做好家庭护理?

治疗的同时，加强营养，注意口腔卫生，每天早中晚养成漱口习惯。同时，餐具、用具、玩具要清洗消毒。母亲哺乳期要注意清洁，清除感染源。

（五）鹅口疮可以使用抗生素和激素治疗吗?

儿童长期使用抗生素或激素可导致菌群失调，免疫力下降，患有鹅口疮的儿童更不宜使用抗生素和激素。可适当服用 B 族维生素和维生素 C。

二、小儿疱疹性口腔炎

（一）小儿疱疹性口腔炎概述

疱疹性口腔炎由单纯疱疹病毒感染所致，多见于 1 ~ 3 岁婴幼儿，发病无明显季节差异，常有疱疹患者接触史，

起病急，发热、烦躁、拒食、流涎。多在口周及颊黏膜、齿龈、舌、唇内出现疱疹，直径约2mm，周围有红晕，很快溃破形成小溃疡。全身症状或轻或重。

（二）小儿疱疹性口腔炎如何家庭处理？

1. 口服利巴韦林、阿昔洛韦等抗病毒药物。

2. 可用复方硼酸漱口液或氯己定漱口液含漱，口周疱疹也可用酞丁胺软膏、阿昔洛韦软膏等局部涂擦，黏膜疱疹局部可喷洒锡类散、养阴生肌散、西瓜霜散等。

3. 中医药治疗：如口服抗病毒口服液、小儿清咽颗粒、蒲地蓝口服液等。

4. 如果家庭处理效果不佳，需就医治疗。

（三）疱疹性口腔炎患儿如何做好家庭护理？

保持口腔清洁，多饮水；以微温的流质食物为宜，避免刺激性食物；避免食物及饮料过烫，避免不必要的口腔擦拭，防止损伤口腔黏膜。

（四）家长如何区别疱疹性口腔炎与手足口病？

疱疹性口腔炎和手足口病的患儿都会出现发烧和口腔症状，但手足口病患儿还有手、脚、嘴及肛周等多部位病变。

三、小儿呕吐

（一）小儿呕吐概述

小儿呕吐是因胃失和降，气逆于上，导致乳食由胃中上逆经口而出的一种病症。呕吐可见于内科学的多种疾病发展过程中，如消化道功能紊乱、急慢性胃炎、肠梗阻、秋季腹泻等多种胃肠道疾病，亦可见于脑炎、药物刺激等，分为生理性呕吐和病理性呕吐两种。

生理性呕吐多见于婴幼儿喂养过多、饮食过冷过热、误吞异物、体位不当、运动、摇晃、颠簸、旋转等。

病理性呕吐多见于发烧、呼吸道感染和消化道感染等，也有因胃肠疾病或其他疾病所致。

（二）小儿呕吐的家庭处理？

1. 小儿生理性呕吐无须就医，寻找导致呕吐的原因，

针对性处理即可。

2.小儿病理性呕吐，须要查找病因，对因治疗。

3.针对常见的消化不良、外感寒热病邪引起的呕吐可采用家庭中医治疗，如艾灸、推拿、刮痧、拔罐、热敷、理疗等中医适宜技术。

尚可用复方丁香开胃贴、丁桂儿脐贴、婴儿敷脐散等外用于脐部（神厥穴）以行气除胀、降逆止呕。

也可用胡椒、肉桂、吴茱萸等中药材适量，混合捣烂，炒热后用纱布袋敷于脐部，每日一次，用于脾胃虚寒呕吐。

如遇患儿伤食呕吐（呕吐酸腐，吐下未消化食物，恶心不欲食，腹胀腹痛，大便干或酸臭，舌苔厚腻等），可采用以下推拿手法。

运板门：用中指指尖或大拇指指腹在患儿左、右两手的大鱼际平面中点区域搓揉各5min（大约顺时针、逆时针方向，适当用力各搓揉200次）。

清补脾：用拇指指腹直推小儿拇指螺纹面（脾经），
自指根推向指尖方向来回推 300 ~ 500 次。

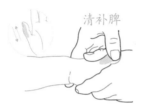

内运八卦：以掌心为圆心，以掌心至中指根的 2/3 为
半径作圆。用拇指或食、中、无名指腹在八卦穴自乾宫（下
图黑点处）顺时针运转一圈，30 ~ 50 次。

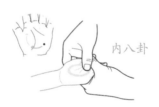

如遇患儿胃热呕吐（食入即吐，吐物酸臭，身热烦躁，
口渴喜饮，大便秘结，舌苔黄腻）可采取以下推拿操作方法：

退六腑：推拿者用拇指指腹在小儿前臂尺侧自肘推向腕部，100～300次。清胃经：推拿者用拇指直推位于小儿大拇指桡侧赤白肉际处呈线状的穴位（胃经），由腕横纹推向拇指指根，5～10min。内运八卦：推拿者以小儿掌心为圆心，以掌心至中指根的2/3为半径作圆。用拇指或食、中、无名指腹在八卦穴自乾宫（下图黑点处）顺时针运转一圈，30～50次。

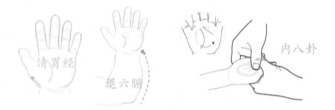

如遇小儿虚寒呕吐（进食一段时间才呕吐，吐物不酸不臭，不消化或吐清稀黏液伴面色苍白，倦怠无力，四肢不温，腹痛喜暖喜按，大便稀溏，小便清长，舌苔白润）可采用以下推拿操作方法。

外劳宫：位于手背，第二、三掌骨间，指掌关节后0.5寸凹陷中，推拿者用拇指或中指端揉之，约揉50～100次。

清补脾：用拇指指腹直推小儿拇指螺纹面（脾经），自指根推向指尖方向推至拇指根，来回推 200～500 次。

清胃：推拿者用拇指直推位于小儿大拇指桡侧赤白肉际处呈线状的穴位（胃经），由腕横纹推向拇指指根，5～10min。

（三）小儿呕吐如何做好家庭预防？

1.新生儿、婴幼儿哺乳不宜过急，吸吮时口腔完全包裹乳头，以防空气吞入；哺乳后，将小儿竖抱，轻拍背部至打嗝，使吸入的空气排出，然后让其侧卧。

2."乳贵有时，食贵有节"。小儿食物宜清淡、营养均衡，

定时定量，忌生冷肥甘、煎炸辛辣、饮料等。

3. 注意饮食卫生，不吃腐败变质食品，预防食物和药物中毒。

（四）小儿溢乳需要药物治疗吗?

小儿哺乳后，乳汁自口角溢出者，称为"溢乳""漾奶"，因小婴儿胃呈水平位、胃部肌肉发育未完善、贲门松弛，因而由哺乳过量或过急所致，系喂养不当，并非病态，一般无须药物治疗。

哺乳后可将小儿竖抱，轻拍背部至打嗝，使吸入的空气排出，然后让其侧卧。

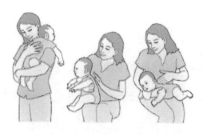

四、小儿胃食管反流及反流性食管炎

（一）概念

小儿胃食管反流及反流性食管炎是指胃内容物，包括从十二指肠流入胃的胆盐和胰酶等，反流入食管甚至口咽部，分生理性和病理性两种。随着直立体位时间和固体饮食的增多，到 2 岁时 60% 的患儿可自行缓解。

（二）主要临床表现有哪些?

呕吐或溢乳是新生儿和婴幼儿胃食管反流最突出的表现，常发生在进食后，有时在夜间或空腹时，严重者呈喷射状，呕吐物为胃内容物，有时反流物进入呼吸道内会出现反复咳嗽、吸入性肺炎等呼吸道症状。

年长儿多以反食、反酸、胃灼热、胸痛、嗳气为主要表现。

（三）如何做好家庭护理?

1. 将床头抬高 15°~30°，可改善患儿呕吐；喂奶后应保持躯干竖直体位。以前倾俯卧 30° 为佳，呕吐后应及时拍背清理口腔。食物以稠厚为佳，少量多餐，避免过饱和

睡前进食，婴幼儿增加喂奶次数，缩短喂奶间隔时间，人工喂养儿可在牛奶中加入麦片或谷类、饼干等食品。

2.大龄儿童必需注意合理饮食和规律生活作息制度，避免酸、辣、生、冷、油炸等不易消化的刺激性食物，以高蛋白低脂肪饮食为主。

（四）小儿胃食管反流及反流性食管炎的家庭疗法

1.口服多潘立酮混悬液。

年龄	体重	每次用量	服用次数	备注
1~3 岁	10~15kg	2.5~4mL		
4~6 岁	16~21kg	4~5.5mL	每 8 小时 1 次	1 岁以下 慎用
7~9 岁	22~27kg	5.5~7mL		
10~12 岁	28~32kg	7~8mL		

2. 奥美拉唑、泮托拉唑等质子泵抑制剂。下表中奥美拉唑、兰索拉唑雷贝拉唑、及艾司奥美拉唑，1-16岁的用药剂量请核实，经查阅资料，没有相关大剂量用药报道。

PPIs	适应年龄	剂量[mg/（kg·天）]	最大H剂量（mg）
奥美拉唑	1月龄至1岁 >1~16岁	0.5~1.0 1.0~4.0	40
兰索拉唑	1月龄至1岁 >1~11岁	0.5~1.0 2.0	30
泮托拉唑	≥5岁	1.0~2.0	40
雷贝拉唑	1~11岁	0.14~1.0	20
艾司奥美拉唑	1月龄至1岁 >1~17岁	0.5~1.5 0.5~2.0	40
艾普拉唑	1~11岁	0.2~1.5	20

注：以上药物需要在医生指导下应用。

（五）婴幼儿可以使用多潘立酮吗？

1 岁以下儿童由于血脑屏障功能发育尚未完全，故不宜服用。

五、小儿功能性消化不良

（一）小儿功能性消化不良概述

是指小儿因胃肠运动功能障碍、内脏感觉异常、胃酸分泌异常、幽门螺杆菌（Hp）感染、精神心理因素等引起的持续性或反复发作的上腹痛、腹胀、早饱、嗳气、厌食、胃灼热、反酸、恶心、呕吐等消化功能障碍症状，但经各项检查未发现器质性疾病，是小儿消化系统最常见的临床综合征。

（二）小儿功能性消化不良如何家庭处理？

1.观察体征。看是否有发烧、剧烈呕吐、呕吐物的颜色、内容、气味等，小儿精神状况以及其他伴随状况，初步判断为小儿功能性消化不良，可采取以下措施进行家庭处理。

2.口服助消化药物。如：小儿康颗粒、婴儿健脾散、化积片、健胃消食片（口服液）、胰酶片、乳酶生等。

3. 中医适宜技术。针灸、推拿、艾灸、理疗等。如果家庭处理效果不佳，则应就医治疗。

六、小儿积滞

（一）小儿积滞概述

小儿积滞又叫积食，是儿童时期，尤其是 1 ~ 5 岁儿童的一种常见的胃肠道疾病，引起小儿积食的原因很多，如脾胃消化功能尚未成熟、家长喂养的方式不当、滥用抗生素等。本病可以单独出现，也可以兼夹于感冒、腹泻中。

（二）小儿积滞有哪些表现？

以小儿不思乳食、食而不化、腹部胀满、嗳气酸腐、大便酸臭不调为主要特征。相当于现代医学的消化功能紊乱如功能性消化不良、腹胀、功能性便秘等。

（三）小儿积滞病因主要有哪些？

若喂养不当，哺乳过量，冷热不调或添加辅食过多过快，或过食肥甘厚腻、煎炸、难消化食物影响脾胃运化功能，

另外儿童素体脾虚,乳化不及,乳食停滞不化也亦发生积滞。

(四)儿童积滞中成药可以选用哪些?

小儿康颗粒、婴儿健脾散、化积片(口服液)、健胃消食片(口服液)、健儿清解液、醒脾养儿颗粒等。

(五)小儿积滞如何做好家庭护理?

伤食引起的应该暂时控制饮食,积极治疗,积滞消除后,逐渐恢复饮食。根据小儿生长发育需求,按顺序添加辅食,由少到多、由稀到稠、由一种到多种进行。呕吐的患儿,给生姜汁数滴加少许糖水饮服;便秘患儿,可予 10～20mL 蜂蜜冲服(一般 1 岁以下孩子不建议服用蜂蜜),严重者及时就医。

七、小儿厌食

(一)小儿厌食的概述

厌食是小儿时期常见的脾胃病证,以较长时间食欲不振,食量减少为特征,1～6 周岁小儿多见,城市儿童发病率较高,患儿除食欲不振、食量减少外,其他伴随症状少,一般预后良好；但长期不愈者，可使儿童免疫力下降，引发其他病症，甚至影响生长发育。

（二）小儿厌食症家长常见误区有哪些?

平素给孩子吃较多的零食；夏天摄入冷饮、饮料过多以及吃饭不定时；家属过分关注孩子的饮食情况等不良因素，均会导致食欲下降；父母过分溺爱孩子，在饮食结构安排中，蛋白质（肉、蛋、奶）或糖类（甜食）所占比例过大，反而使食欲下降。长期如此，不仅造成孩子挑食、偏食的不良习惯，还可引起胃肠消化吸收功能发生障碍。其实这样的话会大大加重小儿脾胃的负担，阻碍了脾正常运化，常引起积滞、腹泻、呕吐甚至厌食加重等。

还有家长认为，小儿厌食，需要补脾，一味地让孩子服用补脾药和营养滋补品，而中医大家江育仁老师认为脾在健运而不在补，所以小儿厌食的治疗方法以健脾开胃为原则。

（三）常见的健脾开胃中成药有哪些?

临床上常用的小儿健脾开胃药物有：小儿康颗粒、婴

儿健脾散、化积片、复方鸡内金散、健胃消食片（口服液）等。

（四）小儿厌食如何进行家庭处理?

1. 推拿法补脾：用拇指指腹直推小儿拇指螺纹面（脾经），自指尖推向指根方向，推至拇指根，推200～500次。

补脾经，从指尖到指根，家长们不要推到掌跟。

内运八卦：以掌心为圆心，以掌心至中指根的2/3为半径作圆。用拇指或食、中、无名指腹在八卦穴自乾宫（下图黑点处）顺时针运转一圈，30～50次。

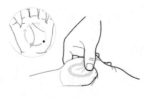

2. 捏脊法补脾：捏脊疗法是用双手拇指指腹和食指中节靠拇指的侧面在宝宝背部皮肤表面，两手沿着脊柱的两旁，用捏法把皮捏起来，边提捏，边向前推进，由尾骶部

捏到枕项部，重复 3～5 遍。

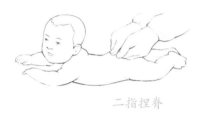

二指捏脊

（五）小儿厌食如何做好家庭护理?

1.养成正确的喂养方法，纠正不良饮食习惯，不偏食，不强迫进食，定时适量，荤素搭配，少食肥甘，少食生冷饮食，鼓励多吃蔬菜和粗粮。

2.注意生活起居，饭菜多样化，讲究色、香、味以促进食欲，保持良好情绪。

3.注意精神调护,教育孩子要循循善诱,切勿训斥打骂。

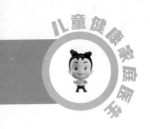

八、常用小儿健脾开胃药物简介

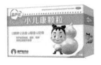 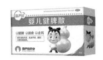

由太子参、山楂、葫芦茶、槟榔、麦芽、榧子、白芍、白术、茯苓、乌梅、蝉蜕、陈皮组成。用于食滞虫痢，烦躁不安，精神疲倦，脘腹胀满，面色萎黄。	由白扁豆（炒）、山药、白术（炒）、鸡内金（炒）、川贝母、木香（炒）、碳酸氢钠、人工牛黄组成。用于消化不良，乳食不进，腹胀、大便次数增多。
优点	优点
不仅用于儿童消化不良、厌食症、功能性腹痛，还可用于蛔虫病、惊风、小儿夜啼等。适用于各年龄段儿童。	本品中白术、山药可增强免疫，预防感冒和腹泻，尤其适合婴幼儿迁延性、慢性腹泻。

	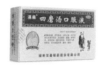
由太子参、陈皮、山药、炒麦芽、山楂组成。用于脾胃虚弱所致的食积,症见不思饮食、嗳腐酸臭、脘腹胀满;消化不良见上述证候者。	由木香、枳壳、槟榔、乌药组成。用于婴幼儿乳食内滞证,症见腹胀、腹痛、啼哭不安、厌食纳差、腹泻或便秘。

九、小儿功能性腹痛

(一)小儿功能性腹痛概述

小儿功能性腹痛是以腹痛为主要表现的功能性胃肠病,多发于 2 ~ 12 岁的儿童,以学龄前儿童最为常见,且女孩发病多于男孩,腹痛部位以脐周为主,有时没有固定的痛点,多数患者伴有恶心、呕吐、厌食、腹泻或便秘等症状。疼痛发作的时间长短不一,可自行缓解,呈周期性,不影响小儿的生长发育,少数严重者可影响正常的活动。一般

腹痛与饮食、排便没有特定关系。

（二）家长如何判断小儿腹痛为功能性腹痛？

小儿腹痛排除以下情况，基本可以简单判断为功能性腹痛：

1. 腹痛无进行加重者；

2. 腹痛与进食、排便无紧密性关联效应者；

3. 腹痛排除其他器质性疾病可疑情况者；

4. 大龄女孩腹痛与月经无关者。

（三）小儿功能性腹痛常伴随哪些症状？

多发生在脐周，有时没有固定的痛点，常常伴有厌食、呕吐、头痛、头晕、腹泻、便秘等。

（四）小儿功能性腹痛与功能性消化不良有什么区别？

功能性腹痛范围弥散而不明确，腹痛时间较长；而消化不良性腹痛多在上腹部，因为进食诱发，腹痛断断续续，或疼痛，或缓解。

（五）小儿功能性腹痛如何与肠易激综合征区别?

功能性腹痛范围不明确，腹痛时间较长；而肠易激综合征腹痛多在腹下区，呈间断性，排便前疼痛，排便后缓解。

（六）小儿腹痛家长如何处理?

小儿腹痛时应先去就近医院儿科就诊，查明原因后，遵医嘱。不可随便使用止痛药物，否则会掩盖病情，给诊断带来难度。

十、小儿炎症性肠病

（一）小儿炎症性肠病概述

炎症性肠病（IBD）是指原因不明的一组非特异性慢性肠道炎症性疾病，包括溃疡性结肠炎、克罗恩病和未定型结肠炎。

近年来，儿童炎症性肠病发病率有上升趋势，临床表现多以初型为主，发病年龄越小，症状越严重。

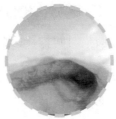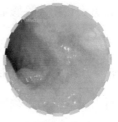

溃疡性结肠炎（1）　　　　克罗恩病（2）

（二）小儿炎症性肠病的常见原因有哪些？

其病因与发病机制至今仍未完全明确，医学界一致认为与遗传、环境、感染及免疫等多种因素有关。目前认为其发病机制是由感染等诱发过度肠黏膜免疫反应，在具有遗传易感性的人群中导致肠黏膜损伤。

（三）小儿炎症性肠病的临床表现有哪些？

溃疡性结肠炎和克罗恩病共同临床特征有：多呈亚急性或慢性起病，近年也可见部分以急性暴发型起病者。均可表现有腹胀、腹痛、腹泻；大便呈黏液稀便、黏液脓便或脓血便，甚至血水样便以及可能有里急后重的表现。可能出现有不同程度发热以及出现各种肠外表现，如关节炎、强直性脊柱炎、皮疹、虹膜睫状体炎等。病程较长或反复发作会对患儿营养和生长发育造成很大影响。两者都可能有下消化道出血、肠狭窄、肠梗阻、肠穿孔等并发症。

（四）小儿炎症性肠病患儿的家长应注意哪些？

因为该病容易反复发作，不易根治；同时，用激素治疗该病时容易产生胃肠道不适、满月脸、生长发育迟缓、青春期延迟、免疫力下降等不良反应，对儿童心理健康产生较大影响。患儿常伴有情绪低落、抑郁、自我评价降低等心理问题，进而影响其社会功能。

炎症性肠病患儿应到正规医院接受规范化治疗，家长应尽量减轻患儿的心理负担，必要时寻求心理医生的帮助。

十一、小儿先天性肥厚性幽门狭窄

（一）小儿先天性肥厚性幽门狭窄概述

小儿先天性肥厚性幽门狭窄是新生儿期常见的消化道畸形，由于幽门环形肌增生肥厚，使幽门管腔狭窄而引起的上消化道不完全梗阻性疾病。发病率约为1/3000～1/1000，占小儿消化道畸形的第3位。病因至今尚

未完全清楚。

（二）小儿先天性肥厚性幽门狭窄的临床表现有哪些?

小儿先天性肥厚性幽门狭窄主要表现为呕吐，多在出生后 2 ~ 3 周出现进行性喷射性呕吐，发生于每次奶后 10 ~ 30min，呕吐物为奶汁及乳凝块，不含胆汁，而且很容易出现反流、胃胀等情况，如果病情严重时，也有可能会引起脱水等现象，由于脱水有可能会造成电解质紊乱。先天性肥厚性幽门狭窄严重时，很有可能会由于脱水而引起生命危险。

（三）发现小儿剧烈呕吐家长应该怎么处理?

一旦发现小儿反复呕吐，同时伴有反流、胃胀时，应尽快就医，以防贻误病机。

十二、小儿肠套叠

（一）小儿肠套叠概述

肠套叠系指部分肠管及其肠系膜套入邻近肠腔所致的一种肠梗阻，是幼儿时期常见的急腹症之一。本病 60% 的患儿年龄在 1 岁以内，新生儿罕见。80% 的患儿年龄在 2 岁以内，男孩发病率多于女孩，约为（2~3）：1。发病季节以春季多见。常伴发于胃肠炎和上呼吸道感染。我国儿童急性肠套叠发生率较欧美为高。

（二）儿童肠套叠发病特点?

肠套叠分原发性和继发性两种。95% 为原发性，多见于幼儿，小儿回盲部系膜尚未完全固定、活动度较大是容易发生肠套叠的结构因素。5% 继发性病例多为年长儿，发生肠套叠的肠管多有明显的器质性原因。

（三）儿童肠套叠临床表现有哪些?

1.腹痛。常见既往健康婴儿突然发作剧烈的阵发性、有规律的绞痛；由于小儿不会述说腹痛，故表现为突然发作的阵发性哭闹、屈腿、面色苍白，同时拒食，每次发作数分钟至数十分钟。

2.呕吐。初为反射性，含乳块和食物残渣，后可含胆汁。

3.血便。为重要症状，约 85% 的病例在发病后 6~12h 排出果酱样黏液血便。

4.腹部包块。多数患儿右上腹季肋下或脐上可触及有轻微触痛的套叠肿块。

5.全身情况。病程延长，并发肠坏死或腹膜炎时，全身情况恶化。

（四）家长发现儿童可疑是肠套叠现象时应如何处理？

一旦发现儿童疑是肠套叠情况，应立即就医。

十三、小儿先天性巨结肠

（一）小儿先天性巨结肠概述

先天性巨结肠是由于直肠或结肠远端肠管神经节细胞缺失导致肠管持续痉挛，粪便瘀滞在近端结肠，使该肠管肥厚、扩张。本病是婴儿常见的先天性肠道畸形，发病率为 1/5000 ~ 1/2000，男女之比为 4 ： 1 ~ 3 ： 1，有遗传倾向。

（二）儿童先天性巨结肠症状常见表现有哪些？

1.胎便排出延缓、顽固性便秘和腹胀。

2.呕吐、营养不良和发育迟缓

（三）发现儿童可疑是先天性巨结肠症应如何处理？

一旦发现儿童可疑是先天性巨结肠情况，应立即就医。

十四、小儿腹泻

（一）小儿腹泻概述

小儿腹泻病是一组由多病原、多因素引起的以大便次数增多和大便性状改变为特点的消化道综合征。小儿腹泻病分感染性腹泻和非感染性腹泻两类，是我国婴幼儿最常见的疾病之一。6个月至2岁婴幼儿发病率高，1岁以内约占半数，夏秋季节发病率为高，是造成儿童营养不良、生长发育障碍的主要原因之一。

（二）儿童急慢性腹泻是如何区分的？

急性腹泻：病程在2周以内；迁延性腹泻病程在2周至两个月；慢性腹泻：病程在两个月以上。

（三）如何判断儿童腹泻病情轻重？

如果宝宝的精神还好，每日大便次数不超过10次，脱水不明显，属于轻度腹泻。

如果宝宝腹泻每日 10 余次，甚至更多，精神不好、烦躁、发烧、口渴、小便量减少及伴有明显的脱水症状属于重度腹泻。

位于轻度腹泻和重度腹泻之间者为中度腹泻。

（四）儿童感染性腹泻多由哪些病原微生物引起？

儿童肠道内感染可由病毒、细菌、真菌、寄生虫引起，以前两者多见，尤其是病毒。

（五）儿童病毒性肠炎有哪些常见病原？

常见的病毒性肠炎主要病原为轮状病毒、诺如病毒、腺病毒等，肠道外包括柯萨奇病毒、埃可病毒、冠状病毒科的环曲病毒等。

（六）什么是儿童秋季腹泻？

秋季腹泻是由轮状病毒所致，因此，也称轮状病毒性肠炎，多发生在秋冬季节。

（七）儿童秋季腹泻致病特点是什么？

婴幼儿发病率高，尤其是 6 个月至 2 岁的小儿。以腹泻、稀水蛋花汤样便为主，伴有呕吐、发烧等症状。因为腹泻、呕吐及发烧等症状丢失了大量液体，所以很容易引起脱水、电解质紊乱，加重病情。如果不及时补充液体，造成严重脱水，可危及小儿生命。

（八）儿童脱水有哪些表现？

轻度脱水：表现不明显，稍有精神不振、轻微口渴、尿少、皮肤弹性正常。

中度脱水：表现较明显，精神不振或躁动不安、口渴、尿少、口唇干，眼窝凹陷，皮肤弹性差。

重度脱水：表现非常明显，反应差，无欲状，躁动或昏睡，四肢凉，脉细弱，皮肤弹性消失，尿极少或无尿、血压下降。如不及时正确有效治疗，短期内可导致死亡。

（九）儿童腹泻脱水怎么办？

口服补液盐可作为预防及纠正轻度脱水，如遇中重度脱水，应就医治疗。

（十）治疗儿童腹泻常见的药物简介

1.吸附剂：如蒙脱石散，本品为天然蒙脱石微粒粉剂。用于成人及儿童急慢性腹泻，保护消化道黏膜，并能吸附

各种病毒、细菌及其毒素，将其排出体外。

2. 微生物调节剂：如双歧杆菌、布拉氏酵母菌等，可调节肠道内有益菌群。

3. 中成药：如肠炎宁颗粒，本品具有清热利湿，行气止痛等功效，用于急慢性胃肠炎、腹泻、消化不良等。

4. 贴剂：如丁桂儿脐贴，用于小儿轻度腹泻、消化不良等。

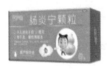 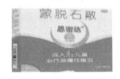

本品为中成药，具有促进肠黏膜再生，双向调节胃肠蠕动，抗菌消炎等功效，止泻不便秘。	本品为天然蒙脱石微粒粉剂，具有临时性肠黏膜保护作用，可吸附病原微生物排出体外，偶见便秘，大便干结。

（十一）常见小儿轻度腹泻的家庭处理

1. 食滞引起的腹泻（伤食泄泻）症状：腹部胀痛，大便臭似臭鸡蛋味、泻后减轻，饮食不佳,或有呕吐、夜卧不安、舌苔厚腻或微黄等。用药：可口服小儿康颗粒、保和丸、小儿消食片等其中一种，还可用丁桂儿脐贴贴敷肚脐。

2. 寒湿泄泻症状：清稀便、多夹泡沫、臭气不甚、肠鸣腹痛、或伴发热、鼻塞、流清涕、口不渴、舌苔白润等。用药：口服藿香正气水、蒙脱石散等，还可外敷婴儿敷脐散。

3. 湿热泄泻症状：大便如水样或如蛋花汤样、色绿或黄，或有少许黏液，泻势急迫，腹部时感疼痛、肛门灼热发红、或伴恶心呕吐、口渴、尿少黄、舌红苔黄腻等。用药：口服肠炎宁颗粒、蒙脱石散、葛根芩连片等。

4. 脾虚泄泻症状：时泻时止，久泻不愈，多于食后作泻，大便稀薄，夹有不消化食物，稍吃油腻食物大便次数增多。用药：口服参苓白术散、小儿腹泻宁泡腾颗粒、小儿康颗粒、复方鸡内金散等；

（十二）糖源性腹泻患儿如何家庭处理？

少数患者乳糖酶缺乏，对乳糖不耐受，如果食用乳糖含量高的食物，常引起腹泻。

糖源性腹泻患儿应减少乳糖的摄入量，可采用去乳糖饮食。如去乳糖奶粉，或用去乳糖豆奶粉、豆浆等代替牛奶或者母乳喂养。

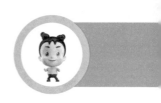

>>> 第十一章

小儿泌尿系统疾病

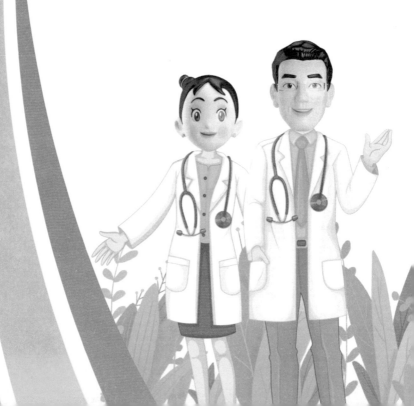

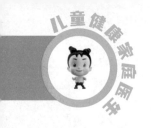

一、小儿遗尿

（一）概 述

小儿遗尿俗称尿床，是指 3 岁以上，尤其是 5 岁以上的小儿，经常睡中小便自遗，醒后方知，多见于 10 岁以下儿童，男孩多于女孩。学龄期儿童，若由于睡前多饮，或疲劳酣睡，偶尔发生睡中尿床者，不属病态。

（二）如何预防小儿遗尿?

1. 控制运动量。勿使小儿白天玩耍过度。

2. 睡前控水。睡前不要饮水过多。

3. 训练排尿。按时唤醒排尿，逐渐养成自控的排尿习惯。

4. 增强体质。加强锻炼，增强体质。

（三）家庭如何护理?

夜间遗尿后要及时更换衣物，保持干燥和外阴清洁；白天可饮水，晚餐控制稀饭和汤水摄入量，睡前尽量少喝水；不能打骂，消除其紧张心理。

（四）小儿遗尿和尿路感染有什么不同？

尿路感染常有尿频、尿急和尿痛，多在白天清醒时发生，尿量少，次数多，尿常规有白细胞或脓细胞。

而遗尿多发生在睡梦中，无尿频、尿急和尿痛表现，尿常规检查无异常。

（五）哪些中医药可以调理小儿遗尿症？

1. 五倍子、何首乌各 3 g，研成末，用醋调敷于脐部，纱布覆盖，每晚 1 次，连用 3～5 次，不能见效者，应就医诊治。

2. 覆盆子、金樱子、菟丝子和桑螵蛸各 60 g，丁香、肉桂各 30 g，研末，每次 1 g，填入脐部，用醋调敷于脐部，纱布覆盖，每 3 天换 1 次药，见效不佳者，应就医诊治。

二、小儿尿频

（一）概　述

尿频是儿科常见的泌尿系统疾病，由于各种原因导致膀胱功能失常，以小便频数为特征。

本病多发于学龄前儿童，婴幼儿时期高发，女孩发病率高于男孩，本病经过及时治疗，预后良好。

（二）小儿尿频可考虑哪些因素？

1.尿路感染起病急，小便频数，淋沥涩痛，小婴儿尿频、尿痛一般不明显，仅表现为发热等全身症状。尿常规白细胞增多或见脓细胞。

2.白天尿频综合征（神经性尿频）多发生在婴幼儿时期，醒时尿频次数较多，甚者数分钟1次，但入眠后消失，无其他不适。尿常规无阳性发现。

（三）小儿尿频的家庭中医药疗法？

用金银花30 g、蒲公英30 g、地肤子30 g、艾叶30 g、生姜15 g、通草6 g，水煎坐浴，每日1~2次，每次30min，用于治疗尿急、尿频、尿痛。

白天尿频综合征可采用中医适宜技术方法进行家庭调理。

（四）小儿功能性尿频综合征如何家庭处理？

揉丹田：用大拇指指腹部或手掌部对准丹田穴反复揉

200次。

摩腹：五指分开，空心掌按住小腹部按顺时针方向轻揉小腹部10～15min，再逆时针轻柔10～15min。

横擦八髎：较大儿童可用大鱼际用力横擦八髎穴，每次从内往外50～100次，再从外向内50～100次。

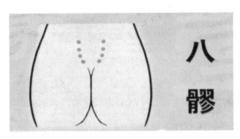

（五）小儿尿频的家庭预防与护理

保持小儿会阴清洁，防治感染；每天晚间和大便后用流动清水清洁会阴部。

勤换尿不湿和内裤，不穿开裆裤，不坐地玩耍；适量饮水。

体虚患儿要增加营养，增强体质。

三、小儿泌尿系感染

（一）概　述

小儿泌尿系感染是指病原体直接侵入尿路，侵犯尿路黏膜或组织面引起损伤。

按病原体侵袭的部位不同，分为尿道炎、膀胱炎和肾盂肾炎。肾盂肾炎又称上尿路感染；膀胱炎和尿道炎合称下尿路感染。

由于儿童时期感染局限在尿路某一部位者较少，且临床上又难以准确定位，故常不加区别，统称为泌尿系感染。可根据有无临床症状，分为症状性泌尿系感染和无症状细菌尿。

（二）小儿泌尿系感染临床表现有哪些？

临床症状因患儿年龄组的不同存在着较大差异。

1. 新生儿：临床症状不典型，多以全身症状为主，如发热或体温不升、面色苍白、吃奶差、呕吐和腹泻等。部分患儿有生长发育停滞，体重增长缓慢或不增，伴有黄疸者较多见。部分患儿可有嗜睡、烦躁甚至惊厥等神经系统症状。新生儿泌尿系感染常伴有败血症，但其局部尿路刺激症状多不明显，30%的患儿血和尿培养出的致病菌一致。

2. 婴幼儿：临床症状也不典型，常以发热最突出。拒食、呕吐和腹泻等全身症状也较明显。局部排尿刺激症状可不明显，但细心观察可发现有排尿时哭闹不安、尿布有臭味和顽固性尿布疹等。

3. 年长儿：以发热、寒战和腹痛等全身症状突出，常伴有腰痛和肾区叩击痛、肋脊角压痛等。同时尿路刺激症状明显，患儿可出现尿频、尿急、尿痛和尿液混浊，偶见肉眼血尿。

（三）小儿常见泌尿系感染的病原菌有哪些?

任何致病菌均可引起泌尿系感染，但绝大多数为革兰阴性杆菌，如大肠埃希菌、副大肠埃希菌。大肠埃希菌是泌尿系感染中最常见的致病菌，约占60% ~ 80%。所有年龄的女孩和1岁以下的男孩，主要的致病菌仍是大肠埃希菌；而1岁以上男孩主要致病菌多数是变形杆菌。对于

10 ~ 16岁的女孩，白色葡萄球菌亦常见；新生儿泌尿道感染致病菌多为克雷白杆菌、肠球菌或大肠埃希菌。

（四）小儿泌尿道感染的主要途径是什么？

上行性感染是泌尿系感染最主要的感染途径。致病菌从尿道口上行进入膀胱，引起膀胱炎，膀胱内的致病菌再经输尿管移行至肾脏，引起肾盂肾炎。

引起上行性感染的致病菌主要是大肠埃希菌，其次是变形杆菌或其他肠道杆菌。新生儿和小婴儿也可由血行感染所致。

（五）小儿泌尿道感染应如何处理？

一旦发现小儿泌尿系感染，应就医诊治，同时做好家庭护理。

1.急性期需卧床休息，鼓励多饮水以增加排尿量，女孩子还应注意外阴部的清洁卫生。

2.鼓励进食，供给足够的热能、丰富的蛋白质和维生素，以增强机体抵抗力。

3.注意个人卫生，不穿紧身内裤。

4.男孩包茎、女孩处女膜伞和蛲虫感染等及时就医。

5.及时矫治尿路畸形，防止尿路梗阻和肾瘢痕形成。

四、小儿急性肾小球肾炎

（一）概 述

急性肾小球肾炎简称急性肾炎，是儿科常见的免疫性肾小球疾病，急性起病，多数有前驱感染，临床以血尿、蛋白尿、高血压、水肿、少尿和氮质血症为常见的临床表现。这是一组临床综合征，又称为急性肾炎综合征。本病有多种病因，多见于感染之后，尤其是溶血性链球菌感染之后，故又可称为急性链球菌感染后肾炎。

（二）小儿急性肾炎能治愈吗？

本病多发生于 5 ~ 14 岁儿童，病情轻重不同，预后大多良好，多数患儿于发病 2 ~ 4 周内水肿和肉眼血尿消失，血压恢复正常，镜下血尿多于 3 ~ 6 个月内消失。近年来，由于采取中西医结合的治疗措施，严重并发症已经明显减少。

（三）小儿急性肾炎有哪些临床表现？

临床以血尿、水肿和少尿多见，水肿多为紧张性，早期表现为患儿上眼睑水肿，检查发现血尿、蛋白尿，并有高血压和氮质血症。

（四）小儿急性肾炎应如何做好家庭护理？

1. 急性期应卧床休息，通常需要 2～3 周，等到肉眼血尿消失、血压恢复和水肿减退可以增加室内活动量，如无临床症状，尿常规正常，血沉恢复正常，可开始上学，3 个月内避免剧烈运动。

2. 饮食以低钠饮食为好，< 1 g/天，或 60 mg/（kg·天），严重水肿且尿少者应限水，氮质血症患儿应限制蛋白质摄入，可给予优质蛋白 0.5 g/（kg·天），并以糖类等提供热量。

（五）急性肾小球肾炎如何做好家庭预防？

减少呼吸道及皮肤感染，对急性扁桃体炎、猩红热及脓疱疮患儿应及早治疗，A 组溶血性链球菌感染后 1～3 周，应定期检查尿常规，及时发现和治疗本病。

五、小儿肾病综合征

（一）概　述

小儿肾病综合征简称小儿肾病，是一组由多种病因引起的肾小球滤过膜通透性增加导致大量血浆蛋白从尿中丢失的临床综合征，临床以大量蛋白尿、低白蛋白血症、高脂血症及不同程度的水肿为主要特征。

（二）小儿肾病综合征最常见的临床特征有哪些?

水肿最常见，开始见于眼睑，以后逐渐遍及全身，呈凹陷性水肿，严重者可有腹腔积液或胸腔积液。一般起病隐匿，常无明显诱因。大约 30% 有病毒感染或细菌感染发病史，70% 肾病复发与病毒感染有关。

1. 尿液泡沫增多。尿蛋白含量增加，尿液泡沫增多，主要是小泡沫，很长时间不消失。

2. 水肿。蛋白质流失，血浆渗透压降低，体液积累在组织间隙，出现凹陷性水肿，疏松组织（眼睑）及身体低垂部位（双下肢）多见。

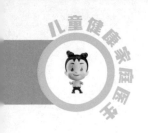

3. 胸腹腔积液。严重时出现胸腔及腹腔积液，同时有胸闷、气短和腹痛等表现。

4. 贫血。贫血程度因病情而异，轻重不同。

（三）肾病综合征患儿日常护理应注意什么？

小儿肾病在积极配合医生治疗的同时，还需做好日常护理工作。

水肿明显者应卧床休息，病情好转后逐渐增加活动量。水肿期及血压增高者，在饮食上，应限制盐和水的摄入量，给予清淡、易消化食物。蛋白质摄入控制在 1.5 ~ 2 g/kg，避免过高或过低。每日还要记录患儿的饮水量和尿量，每日测体重，以了解水肿的增减程度。

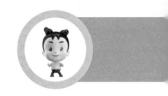

>>> 第十二章

小儿常见外伤

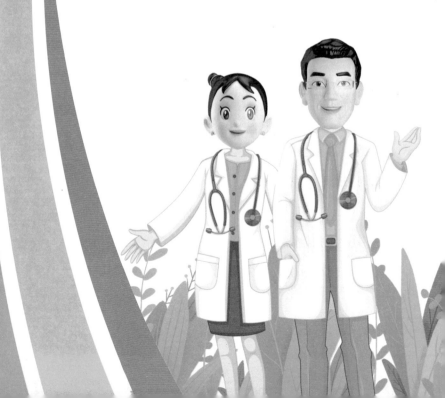

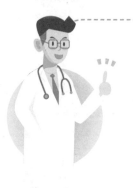

什么是常见外伤？

外伤是由于外力的作用导致的体表、体表部位以及空腔脏器等造成的损伤均称为外伤,常见的外伤有划伤、擦伤、刺伤、摔伤、砸伤和骑跨伤等。

一、常见的外伤及处理

（一）划　伤

1.如只是出现一点小血口子并没有鲜血渗出，可用无菌棉球蘸碘附擦拭，再用医用酒精脱碘处理，然后让划伤处晾置在空气中，注意别沾水。

2.如伤口较小且不深，有少量渗血，可捏住伤口止血，再用生理盐水清洗伤口，再采取消毒措施后贴上创可贴。

3.如划伤较深并有出血。首先，直接压迫局部止血

3～5min。止血后，用生理盐水反复冲洗伤口，然后采取消毒措施，最后贴上创可贴。

4.如伤口深，按压5min后仍有出血，可延长按压时间，超过15min不止者，考虑可能伤及动脉血管，立即就医。

特别注意：如果伤口较深，建议用生理盐水清洗完后，再用双氧水（过氧化氢）冲洗，并及时注射破伤风疫苗。

小知识：破伤风是破伤风杆菌经由皮肤和黏膜伤口侵入人体，在缺氧环境下生长繁殖，产生毒素而引起肌痉挛的一种特异性感染。破伤风杆菌如下图所示。

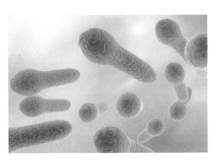

破伤风毒素主要侵袭神经系统中的运动神经元，以牙关紧闭、阵发性痉挛和强直性痉挛为主要的临床特征。主要波及的肌群包括咬肌、背肌、腹肌和四肢肌等。

破伤风的潜伏期通常为 4～14 天，也可短至 24h 或长达数月、数年。潜伏期越短者细菌越活跃。

各种类型和大小的创伤都可能受到污染，特别是开放性骨折、含铁锈的伤口及伤口小而深地刺伤等更容易感染破伤风杆菌。

（二）刺　伤

被钉子、针等锐利的物品刺伤，在伤口较深的情况下，需要挤压伤口，挤出鲜血，同时用生理盐水清洗伤口，并用双氧水（过氧化氢）杀菌，并及时就医注射破伤风疫苗。

如木刺、竹刺等异物留滞在皮下，要尽快拔出，防止伤口感染化脓，被刺伤的伤口往往又深又窄，更有利于破伤风杆菌的侵入繁殖和感染，应先将木刺、竹刺完整拔出，再轻轻挤压伤口，把伤口内的瘀血挤出来，用流动的清水对伤口及周边反复冲洗，然后用双氧水冲洗，最后用碘附与酒精消毒并包扎。如木刺或竹刺外露部分很短，在用碘附和酒精消毒伤口周围皮肤后，用镊子设法将木刺或竹刺完整地拔出来，再用生理盐水清洗，并用碘附或酒精消毒，如有红肿，可冷敷片刻。

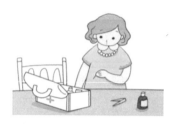

如异物是玻璃碎片或铁钉断在伤口里，应立即就医。

（三）擦　伤

孩子不慎跌倒擦伤，观察并判断严重程度，如受伤严重或部位重要（如脸部），应及时就医。

如是一般擦伤，可在家处理，先用生理盐水清洗干净，再用碘附和酒精处理伤口，必要时用透气创可贴或绷带固定，每天换药 1～2 次，直到伤处结痂。如果擦伤不重最好不用创可贴，自然暴露在空气中，保持伤口干燥，不要接触水，防止滋生细菌。如不小心弄湿了伤口，用棉球擦干。每天 3 次常规消毒，不吃辛辣、鱼虾蟹等刺激性食物，减少对伤口刺激，减少渗出。如渗出严重或有脓液应立即就医。

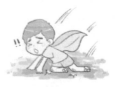

伤口结痂，通常会痒，不要让宝宝去抓或者揭开伤疤，防止感染。皮肤瘀青一般无需处理。

结痂脱落后，可用维生素 E 淡化疤痕，把维生素 E 胶囊用针戳破，取其液体涂抹患处，并轻轻揉按 5～10min，每天两次。

（四）瘀　伤

儿童摔伤经常出现瘀斑。摔伤后，首先用手掌紧紧压迫受损部位 3～5min，压迫面积要大于受伤面积，以减少出血，加快凝血，预防皮下瘀血和水肿。

如皮肤上出现瘀血，应尽快冷敷，促进血管收缩，减少局部血流，可降温退热、止痛并可减轻肿胀、防止炎症。家长可将冰块砸成小块装入袋子，再加点冷水进去，置于伤痛处 10～15min 左右，不宜太久。也可将毛巾放于冷水中，拧干后敷于瘀青处，3～5min 换一次，两条毛巾交替使用。

如受伤部位是胳膊或腿，将患处适当抬高于心脏，让血液回流，减轻肿胀。

瘀伤后头一两天切勿剧烈运动，可用拇指转圈方式轻轻按摩瘀青外围和每天阳光照射 10～15min，促进瘀青消散。头外伤后应密切观察，如出现恶心、呕吐，嗜睡或异常烦躁、哭闹，应及时就医。

如无外伤，不明原因出现瘀青，摸起来不疼不痒，需就医。

（五）扭 伤

多在外力作用下，使关节发生超常范围的活动，造成四肢关节或躯体部软组织（如肌肉、肌腱、韧带和血管等）的损伤，而无骨折、脱臼和皮肉破损等情况。主要表现为损伤部位疼痛肿胀和关节活动受限。刚扭伤的时候，细小血管还在渗血，这时候采取冷敷，有助于血管收缩，达止血作用。1 天后，细小血管不再渗血，这时候可采用热敷，有利于消除瘀血，缓解疼痛。

刚刚扭伤时，以休息为主，不可运动，垫高受伤部位促进血液回流。可通过按摩等理疗方法促进血液循环，促进康复。一般，无需吃药，也不可涂抹活血化瘀的药酒等药物，防止血管扩张，肿胀更加明显。疼痛难忍，可吃点止痛药。1天之后，可服用或者涂抹化瘀药物直到肿胀消退。

如果疼痛不止，有骨折或脱臼征象时，要及时就医。

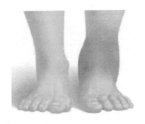

（六）砸伤、挤压伤

宝宝手指在门缝中被挤伤或脚趾被石头等坚硬的东西砸伤时，处理方法同挫伤、扭伤等，早期用冷敷，24h后用热敷。如有骨折或判断不清者，尽快就医。

（七）骨折、脱臼

骨折分为开放性骨折和闭合性骨折。开放性骨折即骨的断端已露出皮肤外；闭合性骨折是指皮肤完整无损。

1. 家长如何判断宝宝是否骨折？

轻微碰触受伤部位，一旦宝宝剧烈哭闹，拒绝触摸，且受伤的关节活动受限或有异常的折角、隆起、青紫和瘀血等，可初步判断为有骨折。

2. 一旦怀疑有骨折或脱臼，家长如何处理？

尽量减少对受伤身体部位的移动，以免引起神经血管损伤，让其躺平板床或呼叫"120"送医。

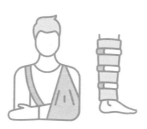

开放性骨折如有大量出血者，就地取材，用橡皮筋、布带和绳子等在断肢上位加压困紧，并用干净的纱布、布料和衣物等加压包扎，然后用木棍、板条、树枝、手杖或硬纸板等固定骨折处，以上下两个关节为准，固定伤肢后，尽可能将伤肢抬高，减少出血量，然后迅速、安全地转运医院或当场立即呼叫"120"救治。

（八）烧伤、烫伤

生活中遇到轻微的Ⅰ度或浅Ⅱ度烧、烫伤，可家庭处理。较大型的烧烫伤，应立即就医。

1. 如何简单判断是几度烧烫伤？

从下图可知，从左到右分别是Ⅰ度、Ⅱ度和Ⅲ度烧、烫伤。

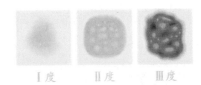

2. 轻度烧烫伤家庭怎么处理呢？首先，远离热源，用自来水或者清水持续冲洗伤口 15～30min，快速降低皮表热度（不要使用冰块或冰水强烈收缩伤口下面血管，会影响伤口愈合）。

冲洗后小心除去衣物（必要时剪开衣服，尽量避免将水疱弄破，千万不要强行剥去衣物，防止大面积拉破皮肤），再盖上湿布或消毒凡士林纱布等。如伤口严重，及时就医。

轻度烧烫伤（皮肤完好）可涂湿润烧伤膏。如小面积破皮，冲水后用碘附消毒再涂湿润烧伤膏，如京万红烫伤膏、紫草膏等。

烧烫伤口，用创可贴会对受损表皮或刚生长的新鲜组织造成撕裂伤。粘贴太紧会造成烧烫伤周围组织血运不畅。如使用红药水、紫药水会将烫伤部位染色，不但影响医生对烧、烫伤程度的判断，而且会增加患儿痛苦。

（九）动物咬伤、抓伤

一旦被猫、狗、兔子、松鼠和老鼠等咬伤（或抓伤），首先用肥皂或其他弱碱性清洁剂和大量清水清洗伤口（最好用流动的水彻底冲洗伤口至少20min），然后用双氧水冲洗伤口2～3次，再用碘附和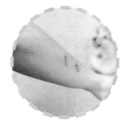酒精消毒伤口。原则上被动物咬伤后，出现皮肤破损都应去看医生，如果被没有预防接种过狂犬疫苗的动物咬伤、抓伤，应在24h内接种狂犬疫苗，并使用破伤风抗毒素和抗生素，以控制感染。

值得注意的是，破损的皮肤接触了动物的唾液，在不确定这只动物是否含有狂犬病毒的情况下，理应注射狂犬疫苗。

（十）蜇　伤

叮咬、蜇伤会引起局部的疼痛、红肿、出血等症状，严重的可危及生命，应及时就医。一旦发生上述情况，用肥皂水或弱碱性溶液清洗浸泡患处，去掉毒毛刺。可用胶布或伤湿止痛膏之类的膏药黏在被蜇处，然后撕开，拔除毒刺。为了拔除彻底，多做几次。再用碘附、酒精消毒处理。

如被蜜蜂蜇伤，首先检查患处是否有蜂针残留在皮肤上，用镊子、绣花针、胶布等工具将蜂针取出，再用碘附和酒精清洁消毒。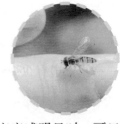在取出蜂针过程中，不要过度挤压伤口，尽量保持患处的通畅，避免将毒液挤入血液，加重过敏症状。瘙痒、疼痛感明显时，可口服抗组胺药物缓解症状，如氯雷他定颗粒。防止挠破，以防细菌侵入引发感染。

二、常见的外伤处理误区

1. 误区 1：使用酒精和双氧水清洗伤口。实际上酒精和双氧水对于正常组织均具有较强的刺激性。酒精会凝固细胞的蛋白质，因此，对于细菌及正常组织都具有损伤的作用。双氧水因其强氧化作用，能对组织形成化学烧灼，尤其对于儿童娇嫩的皮肤更易造成损害，建议在医生的指导下使用。

正确的伤口消毒方法是用碘附或者液体杀菌敷料对伤口部位进行喷涂清愈创口，进行伤口消毒杀菌以防伤口感染。

液体杀菌敷料对皮肤黏膜无刺激性，杀菌消毒效果好，不会产生残留问题，适合伤口清洗消毒。

2. 误区 2："伤口怕见风，不能露在外面"。这种说法大多数是来自过去对"破伤风"的错误理解。我们常说的"破伤风"，是由于破伤风杆菌经由皮肤或黏膜伤口侵入人体，在缺氧环境下生长繁殖，产生毒素而引起阵发性肌痉挛的一种特异性感染，并不是很多人望文生义所理解的"怕见风"。

对于部分伤口而言，纱布等敷料的覆盖确实能够使伤

口与外界隔绝，起到阻挡细菌进入伤口的作用，但对于擦伤或某些渗出、分泌物较多的伤口，不做包扎而采用"晾"的方法，及时排净渗出及分泌物，保持创面的干燥，反而更有利于伤口的愈合。医生会针对您的情况采用合适的处理方式，伤口需要包扎还是暴露，请遵医嘱。

3.误区3：伤口"流水"就是"感染了"。伤口在愈合过程中可能出现正常的渗出及分泌物，最常见的是淡黄色清亮的液体，多是血清或正常的组织渗液，不必做特殊处理。一旦伤口出现黏稠、浑浊的渗液，伴随伤口红肿、疼痛，才很有可能是感染的表现，应当尽快到医院就诊。其实在伤口初期使用碘附或液体杀菌敷料等消毒制剂进行有效的伤口清洁杀菌，可有效地防止伤口感染的发生。

4.误区4："伤口痒是好事，说明伤口长得好"。一般情况下，伤口在愈合的过程中，因为神经末梢的逐渐长入，会有局部的痒感。但另一方面，不当的包扎也有可能导致伤口周围的发痒，让人误以为伤口在正常生长而掩盖病情，常见的情况有：污染的纱布等敷料造成局部皮疹导致的发痒，胶布、敷贴、药物过敏导致的发痒等。

5. 误区 5：伤口需要经常换药，才不易留疤。许多人也存在这样的误区，伤口须依照其严重程度及分泌物多寡，决定换药次数，非感染的表浅伤口，不需每天换药或一天换多次药，不正确的过度换药可能增加伤口感染。

6. 误区 6：伤口应该保持干燥，结痂才算是快好了。不少人认为伤口应该保持干燥，结痂才算是快好了，但事实上这是错误的认知，因为当皮肤表层细胞游移增生时，若遇到结痂，则皮层细胞难以移动，伤口愈合时间变长。若伤口在适度湿润的环境下其细胞再生能力与游移速度较快，因此伤口要使用敷料让其保持适当的湿润。且医界公认，湿伤口愈合的速度比干燥伤口快约 1.5 倍。

7. 误区 7：有些伤口需要很长的时间愈合。大部分的伤口基本能够在两周内愈合，一些脸上的伤口能够在 5 天内就愈合。但如果流脓并且出现肿胀的伤口的话，就需要找医生咨询一下。

三、家庭常备外伤药及注意事项

宝宝活泼好动，对世界充满好奇。在生活中，免不了磕磕碰碰，哪些药家庭中应该必备？下面我们来盘点一下。

（一）透气创可贴

使用创可贴已经成为居家的一些比较常用的一种外伤的止血方法，给孩子使用，要注意哪些呢？

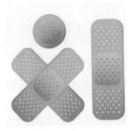

创可贴只可用于小伤口：伤口整齐干净，形似一条缝；出血少，血慢慢渗出；伤口浅，看起来只是划伤了最外层的皮肤。清洁的、浅表的又正在流血的小伤口用创可贴，可以起到保护创面和止血的作用。贴创可贴前，最好先用生理盐水冲洗净伤口，再用碘附棉签消毒，然后再贴创可贴。如果创可贴贴上后，血渍渗出，污染了创可贴，就要及时更换。创可贴每天多换几次，更换时观察伤口的愈合情况，有无红肿。如果创可贴在洗手、玩水时弄湿，也最好更换新的。如果宝宝总是喊伤口处疼，家长要打开创可贴看看伤口是否红肿、化脓。创可贴不可缠太紧，创可贴有一定弹性，家长只需稍微抻一下，贴上即可，不要缠太紧，如果手指缠太紧容易导致手指血流不畅，会让宝宝很不舒服。一般创可贴连续使用不要超过 3 天，否则局部皮肤不透气，反而不利于伤口愈合。

（二）碘附

在伤口消毒用品中，碘附可以说非常常用。碘附可以杀菌消毒，是单质碘与聚乙烯吡咯烷酮的不定型结合物，它性质温和，可以代替碘酒、酒精类消毒剂，一般外伤时都可用碘附，如果血能自行止住，只要用碘附彻底清洁伤口，再贴上创可贴就可以。碘附可以用于黏膜消毒，因为碘附的性质温和，因此，也可用于口腔、妇科的黏膜消毒。但用于黏膜消毒需要稀释，所以最好在医生指导下使用。不建议使用碘酒，因为碘酒腐蚀性强，宝宝皮肤娇嫩，很

容易造成皮肤脱皮，碘酒的颜色也深，用于皮肤可能造成色素沉着，所以用过碘酒后，要马上用酒精脱碘才行。碘附颜色浅淡，性质温和，完全没有必要担心皮肤脱皮和色素沉着的问题。使用碘附也不必使用酒精脱碘。注意碘附有效期为2年，特别是开盖后挥发很快，所以家用最好选择100mL的小瓶包装或碘附棉棒，平时应密封存放于阴凉、避光的地方，但不可存放在冰箱冷藏室，因为其最佳杀菌温度为30~40℃。碘附应在酸性或中性环境中使用，因为其在碱性环境中杀菌作用减弱。有机物（例如油脂、蛋白质等）也可降低其疗效，须避免接触。碘附的浓度为0.5%，用于注射部位消毒需半分钟以上，用于皮肤创伤消毒需保留2min以上。

（三）酒精

酒精是皮肤消毒的常用品。但家长给宝宝使用时注意酒精不适合在伤口创面处或黏膜消毒，酒精有强烈刺激性，用于消毒伤口，会非常刺痛。伤口消毒可选用较为温和的碘附。家用一般购买75%的酒精，主要可用在未破损的皮肤消毒或者物品消毒。酒精易挥发，用完马上盖好盖子，酒精浓度过低，杀菌效果大打折扣，所以每次用完，要及时盖上盖子，以防挥发。切记酒精不可用于眼周皮肤消毒，宝宝眼睛处如果有伤口，千万不要用酒精消毒，否则会给宝宝造成不适。

（四）生理盐水（0.9％氯化钠注射液）

生理盐水，是指生理学实验或临床上常用的渗透压与动物或人体血浆的渗透压基本相等的氯化钠溶液。生理盐水就是0.9％的氯化钠溶液，因为它的渗透压值和正常人的血浆、组织液都是大致一样的，所以可以用作补液（不会降低和增加正常人体内钠离子浓度）以及其他医疗用途，也常用作体外培养活组织、细胞，是人体细胞所处的液体环境浓度。所以，生理盐水不能用于消毒。根据生理盐水的组成部分可知，生理盐水能让部分细菌死亡，但是并没有完全杀菌功能。用生理盐水清洁伤口就不会令细胞失水（皱缩）或是吸水（膨胀）变形，它对伤口没有任何刺激，不会加重损伤，只是简单地物理冲洗，去掉污物和过多的细菌。

（五）云南白药

云南白药可选用喷雾剂，它是软组织扭挫伤常备药，用于软组织扭挫伤，云南白药喷雾剂用于急性软组织扭挫伤，它有活血散瘀、消肿止痛的作用，宝宝若是膝盖磕肿了、脚扭伤了可以用，一天喷3次，可有效缓解疼痛，促进好转。使用气雾剂前需要测试有无过敏，最好先喷在正常皮肤处，没有过敏反应再用。该药剂中含酒精成分，所以酒精过敏的宝宝不能用。皮肤破损、面部受伤不能用。

（六）百多邦软膏（莫匹罗星软膏）

百多邦软膏是一种外用抗生素，如果宝宝的小伤口有红肿、发炎的迹象，可以使用百多邦软膏，每天用3次，5天为一个疗程。眼周不可用，眼周围部位出现伤口红肿、发炎时，不能用百多邦软膏，而应该用金霉素眼膏。

（七）红霉素软膏

红霉素是一种常用的外用抗生素，价格便宜，应用也非常广泛。对于化脓性的皮肤感染，可以把药膏薄薄涂抹于患处。对于轻微的挫伤、划伤，可以先将患处清洗消毒，再涂抹上适量药膏。对于小面积的烧伤、烫伤，可以先用冷水冲洗一下伤口再涂抹药膏。但红霉素软膏的使用不宜超过 1 周。

（八）医用纱布、纸胶带、注射器

医用纱布的主要作用是包扎伤口，一般出厂的医用纱布成品有两种供应方式，一种是非无菌方式，另一种是无菌方式；建议直接购买小包装无菌医用纱布，因为纱布敷料是一次性使用的，不能重复使用，如果重复使用的话会造成伤口感染，不利于伤口的修复愈合，还有使用前要检查纱布块是否完整，是否在保质期内，要在灭菌的有效期内使用。

胶带使用医用纸胶带，透气不易过敏。家中还可以备上无菌注射器，用来抽取生理盐水，然后将针头拔掉对着伤口进行冲洗，但力度要小，避免对伤口造成二次损伤。

除了上述的药品，很多家长也许会说自己小时候皮肤有破损，涂上红药水、紫药水后，第二天就可以看到伤口上结痂了。但是目前红药水、紫药水基本被淘汰了。红药

水是 2% 的汞溴红水溶液，通过汞离子解离，与细胞的蛋白质结合，达到消毒杀菌的作用。不过，红药水穿透性弱，杀菌、抑菌作用有限。并且，汞并不安全，对人体有较大威胁。为了防止过多的汞离子经皮肤进入人体引起中毒，红药水也不适宜用作大面积皮肤或较大较深的伤口消毒。而紫药水由于有甲紫的成分，因此显紫色，它只有抑菌效果，没有杀菌功能。另外，有破损的皮肤应该禁止使用。所以不要给孩子使用红药水、紫药水。

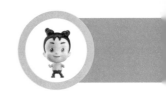

>>> 第十三章

常规化验单常识

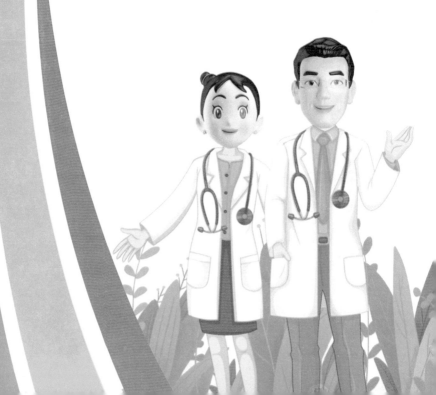

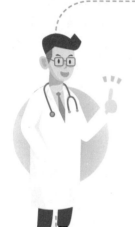

常规化验单包括哪些？

化验单是医学检验书面报告单的俗称，是对采自患者的体液或组织标本，用实验技术进行分析、检查、验证，为临床诊断和治疗提供依据的书面报告单。一般常见的有常规化验单（血、尿、便及其他体液）、生化化验单、免疫化验单、血液化验单、肿瘤标志物化验单等等。

一、为什么要看懂化验单

孩子生病去医院就诊时，特别是初诊时，医生一般会花时间详细询问病史，做相应的体格检查，然后给你开一些抽血化验和影像学检查的单子，帮助孩子与医生的沟通，是医生了解孩子病情的基本手段，也是医生对孩子进行诊断和治疗的开始。一般沟通的主要方式就是向医生陈述病情和展示以往的各种化验单等，为了和医生更高效地沟通，作为家长应掌握一些技巧。作为家长能看懂常规的化验单，对医生的解释才能更快领会，才能对孩子的病情发展也做到心中有数。

最常见的化验项目有血常规、尿常规、便常规和血生化等。

二、血常规

血常规检测是指抽取患者的外周血，通过观察血细胞的数量变化及形态分布从而判断血液状况及疾病的检查，随着检验现代化、自动化的发展，现在的血常规检验是由机器检测完成的。血常规检查包括红细胞计数（RBC）、血红蛋白（Hb）、白细胞（WBC）、白细胞分类计数及血小板（PLT）等，通常可分为三大系统，即红细胞系统、白细胞系统和血小板系统。

血常规中的许多项具体指标都是一些常用的敏感指标，对机体内许多病理改变都有敏感反映，其中又以白细胞计数、红细胞计数、血红蛋白和血小板最具有诊断参考价值，

是临床诊断疾病的首要检查项目，不仅能为临床提供进一步检查的线索，还为血液病及其他疑难病的诊断提供依据。此外，血常规检查还是观察治疗效果、用药或停药、继续治疗或停止治疗、疾病复发或痊愈的常用指标。

下面我们一起按白细胞、红细胞和血小板的顺序分别了解每一项。

（一）白细胞

白细胞总数及白细胞分类。仪器通过阻抗法或激光、散射及其他方法，用特制的溶血剂将红细胞溶解并将血液稀释，计数一定体积内的白细胞总数，并对数千个细胞进行分类，根据细胞核的结构和体积经计算机处理将细胞分为3部分（粒细胞、淋巴细胞和中间细胞）或5部分（中性粒细胞、淋巴细胞、单核细胞、嗜酸和嗜碱粒细胞）；

报告中有白细胞总数、各类型细胞的绝对数和百分数。一般而言，我们只要掌握白细胞计数、中性粒细胞（N）和淋巴细胞（L）的分类就可以了，因为在平常的诊疗中，医生是根据白细胞的数量来判断身体是否有感染发生，然后再根据白细胞分类来判断是什么类型的感染，应该使用什么类型的药物。一般而言，如果中性粒细胞的数量增多，多是细菌性的感染，淋巴细胞数量增多多是病毒性的感染。抽血前剧烈运动、进食后、妊娠女性、新生儿白细胞会出现生理性增高。

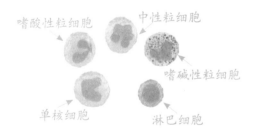

1. 白细胞计数（WBC）

正常参考值：

成人：$4 \times 10^9 \sim 10 \times 10^9/L$（$4000 \sim 10000/mm^3$）。

新生儿：$15 \times 10^9 \sim 20 \times 10^9$/L（15000 ～ 20000/mm^3）。

3 月龄 ～ 6 岁：$6 \times 10^9 \sim 18 \times 10^9$/L（6000 ～ 18000/mm^3）。

7 ～ 12 岁：$4.5 \times 10^9 \sim 13.5 \times 10^9$/L（4500 ～ 13500/mm^3）。

2. 白细胞增多：

（1）急性细菌性感染或化脓性炎症；

（2）严重的组织损伤或大量血细胞破坏；

（3）急性大出血；

（4）急性中毒（如糖尿病酮症酸中毒）；

（5）肿瘤性增高；

（6）若高于 30×10^9/L，有可能是白血病，应做末梢血涂片分类和骨髓检查。

3. 白细胞减少：

（1）急慢性病毒类感染；

（2）电离辐射（如 X 射线等）；

（3）自身免疫性疾病：如系统性红斑狼疮；

（4）脾功能亢进：各种原因所致的脾肿大；某些血液病：如典型的再生障碍性贫血、急性白血病等；

（5）药物影响：解热镇痛药。

4. 白细胞分类计数（DC）：

正常参考值：嗜中性粒细胞（N）0.3 ~ 0.7，中性杆状核粒细胞 0.01 ~ 0.05（1% ~ 5%），中性分叶核粒细胞 0.50 ~ 0.70（50% ~ 70%），嗜酸性粒细胞（E）0.005 ~ 0.05（0.5% ~ 5%），嗜碱性粒细胞（B）0 ~ 0.01（0 ~ 1%），淋巴细胞（L）0.20 ~ 0.40（20% ~ 40%），单核细胞 M0.03 ~ 0.08（3% ~ 8%）。婴幼儿白细胞分类与成人不同，粒细胞在出生 1 周后下降，5~6 岁时又上升接近成人水平，淋巴细胞则相反。两种细胞百分数的曲线在上述年龄呈二次交叉。细菌感染时，小儿白细胞较成人有明显的反应(参考诸福棠实用儿科学第 8 版)。

（1）中性杆状核粒细胞增高：多见于急性化脓性感染、大出血、严重组织损伤、慢性粒细胞膜性白血病及安眠药中毒等。

（2）中性分叶核粒细胞减少：多见于传染病、再生障碍性贫血、粒细胞缺乏症等。

（3）嗜酸性粒细胞增多：多见于牛皮癣、天疱疮、湿

疹、支气管哮喘、过敏，血液病及肿瘤，如慢性粒细胞性白血病、鼻咽癌、肺癌等。嗜酸性粒细胞减少：多见于伤寒、副伤寒早期、长期使用肾上腺皮质激素后。

（4）淋巴细胞增高：多见于传染性淋巴细胞增多症、结核病、疟疾、慢性淋巴细胞白血病、百日咳、病毒感染等。淋巴细胞减少：多见于病毒感染、放化疗、X 射线照射后及免疫缺陷病等。

（5）单核细胞增高：多见于单核细胞白血病、结核病活动期、疟疾等。

（6）嗜碱性粒细胞一般临床意义不大。

（二）红细胞

分析仪将抗凝的血液稀释后，把红细胞和血小板分配在一个不同于白细胞的管道里，通过与计白细胞相同的原理，计数红细胞和血小板的总数并计算出相关的参数。红细胞的主要作用是给全身的各组织器官输送氧气，并把体内产生的二氧化碳排出体外，而完成这一功能主要是依靠红细胞内的一种蛋白，这就是血红蛋白（Hb）。一般正常情况下，红细胞的数量和血红蛋白含量的比例大致是相对固定的。但在发生贫血的情况下，它们之间的比值就会发生变化，如发生低色素性贫血时，血红蛋白含量的降低就会十分明显，红细胞和血红蛋白的比例就会升高。所以在看化验单时，一定要首先注意这两项的值。

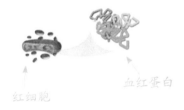

红细胞　　　血红蛋白

平均红细胞体积的标准差（RDW），是反映血循环中红细胞大小一致程度的参数，由仪器在十几秒内测定近万个红细胞计算出相应的体积及细胞数。多种类型的贫血RDW均高，但对于缺铁性贫血敏感性相当高，RDW正常可排除缺铁性贫血。

血红蛋白含量异质性参数，用测单个红细胞血红蛋白含量的标准差来表示。对于遗传性球形红细胞增多症有诊断意义。

1. 红细胞计数（RBC）。

正常参考值：

男：$4.0 \times 10^{12} \sim 5.3 \times 10^{12}$ 个 /L（$4.0 \times 10^6 \sim 5.5 \times 10^6$ 个 /mm³）。

女：$3.5 \times 10^{12} \sim 5.0 \times 10^{12}$ 个 /L（$3.5 \times 10^6 \sim 5.0 \times 10^6$ 个 /mm³）。

儿童：$4.0 \times 10^{12} \sim 5.3 \times 10^{12}$ 个 /L（$4.0 \times 10^6 \sim 5.3 \times 10^6$ 个 /mm³）。

初生儿较成年为高；老年人比青壮年者稍低；超力型人的红细胞数较正力型和无力型者高，两种极端体质的红细胞之差可达 20%；居住在高山环境下因缺氧可引起生理性红细胞增多。

红细胞减少多见于各种贫血,红细胞增多常见于缺氧、血液浓缩、真性红细胞增多症、肺气肿等。

2. 血红蛋白（Hb）测定。

正常参考值：

男：120 ~ 160g/L（12 ~ 16g/dL）。

女：110 ~ 150g/L（11 ~ 15g/dL）。

儿童：120 ~ 140g/L（12 ~ 14g/dL）。

血红蛋白测定的临床意义与红细胞计数大致相同，但血红蛋白能更好地反映贫血程度。各种影响红细胞计数的因素也同时影响血红蛋白，但被影响的程度在比例上不一定相称。如在小细胞性贫血时，血红蛋白减少的程度常较红细胞数严重；在大细胞性贫血时，红细胞减少程度常较血红蛋白严重。

血红蛋白减少多见于各种类型的贫血、铅中毒等，血红蛋白增多常见于缺氧、血液浓缩、真性红细胞增多症、肺气肿等。

（三）血小板

血小板的主要功能的凝血，如果没有它的存在，我们就可能因一个小伤口而出现生命危险。一般而言，血小板的计数是我们在观察化验单时应该注意的第三个重点，如果血小板减少的话，就可能存在凝血方面的问题。

血小板平均体积（MPV）。根据血小板计数和体积计算出来，有利于鉴别血小板减少的原因，由于血小板的破坏增多导致血小板减少者 MPV 增高；骨髓病变使血小板减少者 MPV 降低。

1. 血小板计数（PLT）

正常参考值：

$100 \times 10^9 \sim 300 \times 10^9$ 个 /L（$1.0 \times 10^5 \sim 3.0 \times 10^5$ 个 /mm^3）。

血小板计数增高见于血小板增多症、脾切除后、急性感染、溶血、骨折等。血小板计数减少见于再生障碍性贫血、急性白血病、急性放射病、原发性或继发性血小板减少性紫癜、脾功能亢进、尿毒症等。

2. 出血时间测定（BT）

正常参考值：

纸片法：1 ~ 5min。

出血时间延长见于血小板大量减少和血小板功能缺陷、急性白血病、维生素 C 缺乏症等。

3. 凝血时间测定（CT）

正常参考值：

活化法：1.14 ~ 2.05 min；试管法：4 ~ 12 min。

延长见于先天性凝血因子缺乏如血友病；获得性凝血因子缺乏如维生素 K 缺乏；血循环中有抗凝物质；纤溶活力增强；凝血活酶生成不良等。缩短见于高凝状态、高血脂、高血糖、脑血栓形成、静脉血栓等。

三、尿常规

尿常规是三大常规检验之一，所谓"常规"又是"三大"，既说明了这项检查的普适性，又说明了这项检查的重要性。三大常规检查包括血常规、大便常规和尿常规，血常规很多人都知道它很重要，但大便常规和尿常规却经常被忽视，甚至很多体检都没有尿常规这个项目。

尿常规检查标本送检之后半小时就能出结果，能迅速反应泌尿系统代谢情况，不少肾脏病变早期就可以出现蛋白尿或者尿沉渣中有形成分。对于某些全身性病变以及身体其他脏器影响导致尿液成分改变的疾病如糖尿病、血液病、肝胆疾病、急性胰腺炎、流行性出血热等，也有很重要的参考价值。同时，尿液的化验检查还可以反映一些疾病的治疗效果及预后。通过此项检查可以判断相应的病征。可谓是"无痛的肾活检"。

尿常规的送检一般建议留取晨起中段尿送检，尽快送检，污染少、准确率高，但对于特殊检查如需要知道尿中红细胞来源时可留取前、中、后段尿送检，也就是"尿三杯"。

名称	参考范围	异常说明
酸碱度（pH）	4.6～8.0（平均值6.0）	增高常见于频繁呕吐、呼吸性碱中毒等
酸碱度（pH）	4.6～8.0（平均值6.0）	降低常见于酸中毒、慢性肾小球肾炎、糖尿病等
尿比重（SG）	1.015～1.025	增高多见于高热、心功能不全、糖尿病等
尿比重（SG）	1.015～1.025	降低多见于慢性肾小球肾炎和肾盂肾炎等
尿胆原（URO）	＜ 16	超过此数值，说明有黄疸
隐血（BLO）	阴性（－）	阳性（＋）同时有尿蛋白者，要考虑肾脏病和出血

名称	参考范围	异常说明
白细胞（WBC）	阴性（-）	超过五个，说明尿路感染
尿蛋白（PRO）	阴性或仅有微量	阳性提示可能有急性肾小球肾炎、糖尿病肾性病变
尿糖（GLU）	阴性（-）	阳性提示可能有糖尿病、甲亢、肢端肥大症等
胆红素（BIL）	阴性（-）	阳性提示可能肝细胞性或阻塞性黄疸
酮体（KET）	阴性（-）	阳性提示可能酸中毒、糖尿病、呕吐、腹泻
尿红细胞（RBC）	阴性（-）	阳性提示可能泌尿道肿瘤、肾炎尿路感染等
尿液颜色（GOL）	浅黄色至深黄色	黄绿色、尿浑浊、血红色等就说明有问题

四、便常规

便常规是对新鲜的大便进行外观判断及显微镜检测红细胞、白细胞、细菌、寄生虫等，是初步判断人体是否健康的常规检测项目之一。很多人嫌大便取样既麻烦、又不干净，索性就不做这项检查，甚至觉得查不查都无所谓。事实上，通过大便检查可以检测不少消化道疾病。大便是各种消化道疾病的"报警器"。大便常规在临床上常被简写为"大便 Rt"，正常小儿粪便由已消化的和未完全消化的食物残渣、消化道分泌物、大量细菌、无机盐和水分等组成。粪便检查对了解消化道及肝、胆、胰等器官有无炎症、出血、寄生虫感染等，对了解胰腺及肝胆系统的消化与吸收功能状况有重要参考价值。其检查内容主要包括：一般性状检查、显微镜检查、化学检查、细菌学检查。

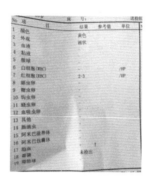

（一）颜色

正常粪便含有粪胆素，所以呈黄褐色或黄色；婴儿的粪便则是浅黄色或者金黄色的，呈糊状。

颜色	可能疾病	说明
黑色	胃肠道出血性疾病	长期如此则为上消化道出血、胆道、胰腺出血；大量食用动物血、肉类或服用大量含铁的补血药也会出现黑色便
灰白色	肝、胆、胰腺功能异常	常为胆道梗阻、黄疸型肝炎。

颜色	可能疾病	说明
果酱色		常见为阿米巴痢疾、急性肠套叠、小肠肿瘤；大量摄入咖啡及巧克力也会导致大便呈果酱色
红色	下端小肠或大肠出血	常见为痔疮，也可能是大肠癌的前兆；吃大量辛辣食物也可能造成血便现象

注：若平时大便颜色正常，突然某天变黑色或暗红色，一般来说并无大碍，可能是前一天吃太多黑色或红色食物造成的

（二）性状

正常的粪便是软的且呈条带状，婴儿便则呈糊状。大便性状异常可能提示以下疾病。

性状	可能出现的疾病
稀水状	消化不良或肠滴虫导致的腹泻，如伴有黏液脓血则考虑急性肠炎

性状	可能出现的疾病
稀糊样	胃肠功能紊乱、腹泻、消化不良（泡沫状稀糊样）
黏液状	常见于肠炎、痢疾和血吸虫病等
脓性或脓血状	痢疾、溃疡性结肠炎、结肠癌或直肠癌
干结、呈粒状	肠套叠、肠痉挛等

注：有时食物、药物也会影响大便的性状。吃了含铁较多的食物和药物大便颜色会发黑并且变稀；多吃肉、奶类食品大便可能发干

（三）白细胞（WBC）

粪便中的白细胞多在带黏液的标本中检测到，正常粪便中不见或偶见白细胞，当胃肠道受到病菌感染时，白细胞就会出现。白细胞异常增多，提示肠道有炎症（如肠炎、细菌性痢疾等）。具体数量的多少与炎症的轻重及部位有关。

（四）吞噬细胞

正常粪便是没有吞噬细胞的，吞噬细胞增多，多见于

细菌性痢疾、溃疡性肠炎等。

（五）红细胞（RBC）

一般情况下，粪便中是没有红细胞的。出现红细胞或者红细胞增多，多见于消化道出血，如细菌性痢疾、肠炎、结肠癌、痔疮出血等。

（六）隐血

有些隐秘的红细胞不能被直接观察到，这时候就靠隐血试验啦。隐血试验正常为阴性。隐血试验阳性提示可能有消化道出血、消化道溃疡、痢疾、痔疮等，多与红细胞结合来判读。

注意：一次隐血阳性不能作为诊断消化道出血的依据，需要连续的隐血试验阳性，同时要注意进食肉类食品、补血剂、血制品、动物内脏等后检测也可能出现阳性；而维生素 C 和青霉胺（一种治疗类风湿性关节炎药物）则可以导致阴性结果。

（七）寄生虫

正常人粪便中没有寄生虫卵、虫体等。可以在粪便中检查到寄生虫卵或虫体，是消化道寄生虫感染的病原学诊断的常用方法。主要检测蛔虫、钩虫、鞭虫、蛲虫、日本血吸虫卵、肝吸虫、绦虫、阿米巴、肠内滴虫等。

（八）脂肪球

正常粪便的脂肪主要来源于食物，部分来自胃肠道分泌、细胞脱落和细菌的代谢。粪脂肪检测阳性，多见于脂肪的消化不良，如肠炎、腹泻、摄入过多脂肪、胰腺疾病等。

五、血生化

检测存在于血液中的各种离子、糖类、脂类、蛋白质以及各种酶、激素和机体的多种代谢产物的含量，叫作血生化检查。血生化主要包括肝功能、肾功能、心肌酶、电解质、C反应蛋白等。

（一）肝功能

每一项检查结果显示的内容所代表的意思不尽相同，通过对肝功能化验单结果进行对比分析，就可以判断出一个人的肝脏是否出现了问题及其严重程度。

代号	检验项目	正常参考值	意义
ALT	谷丙转氨酶	0 ~ 40U/L	数值升高提示有肝脏损害
AST	谷草转氨酶	0 ~ 40U/L	数值升高提示有肝细胞损伤可能，但不能确诊肝病
AST/ALT	谷草/谷丙	1.00 ~ 2.00	数值偏高提示有肝功能异常
ALP	碱性磷酸酶	80 ~ 600U/L	数值偏高提示有胆管阻塞现象，数值偏低可见于慢性肾炎、贫血等疾病
GGT	谷氨酰转肽酶	7 ~ 50U/L	分为生理性升高和病理性升高，病理性升高提示有肝炎
CHE	胆碱酯酶	4000 ~ 13000U/L	活性降低提示有肝脏损伤
LDH	乳酸脱氢酶	80 ~ 285U/L	数值增高提示有心肌梗死、肝脏疾病、骨骼肌损伤等

代号	检验项目	正常参考值	意义
CK	磷酸肌酸激酶	18～173U/L	数值过高提示有心血管疾病的隐患，机体内有组织细胞坏死
CK-MB	肌酸激酶同工酶	0～24U/L	数值升高提示有心脑血管类疾病
HBDH	脱氢酶	95～250U/L	数值升高提示有急性肝炎
TBA	总胆汁酸	0.0～12.0umol/L	数值升高提示肝细胞有损害或有肝内、外堵塞
CG	甘胆酸	0.4～2.98mg/L	数值升高提示有肝胆疾病
TBIL	总胆红素	1.7～17.1umol/L	数值升高提示有肝胆疾病

（二）血脂

血脂是血浆中的中性脂肪和类脂的总称，是体内能量的主要来源。通常所说的"血脂"指的是血浆中的总胆固醇和甘油三酯。血浆总胆固醇、甘油三酯受年龄、家庭、

性别、遗传、饮食、精神等多种因素影响，它的升高是动脉粥样硬化的一种危险因素。低密度脂蛋白胆固醇是"坏"胆固醇，是首要的致动脉粥样硬化性的脂蛋白，增高对人体有害，是目前最重要的血脂检测指标。如果该项超过标准值，说明血液中有过多的低密度脂蛋白沉积于动脉血管壁，就会形成粥样斑块，而有斑块的血管狭窄或破裂会直接导致急性心梗、中风甚至猝死，它在体内含量越高，动脉粥样硬化的危险性就越大，因此，必须引起高度重视。

高密度脂蛋白胆固醇是"好"胆固醇，其主要功能是将胆固醇从周围组织细胞转运到肝脏，将过多的胆固醇代谢及排泄，以维持血浆正常胆固醇水平，被誉为抗动脉粥样硬化的血浆脂蛋白，是冠心病的保护因子。它的含量越低，发生动脉粥样硬化的危险性就越高，增高对人体有益。

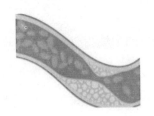

代号	检验项目	正常参考值	意义
TRIG	甘油三酯	0.56～1.7mmol/L	升高提示人体脂肪含量高，容易造成肥胖、动脉硬化、心脏肥大、脂肪肝
CHOL	总胆固醇	2.33～6.0mmol/L	总胆固醇升高，容易患心脑血管病
HDL	高密度胆固醇	0.78～1.90mmol/L	具有清洁疏通动脉的功能。浓度降低时提示有心脑血管疾病的患病率增加
LDL–C	低密度脂蛋白胆固醇	1.8～3.36mmol/L	升高会增加冠心病和其他动脉粥样硬化的患病率及病死率

（三）乙肝五项

乙肝五项是乙肝病毒感染标记物的检查项目，通常称"乙肝两对半"，可通过不同的组合来判断乙肝感染的现状和转归，是常规的体检项目，几乎在所有级别的医院均

可开展，在各种体检中一般均包括此种项目，但有些患者会对自己的乙肝五项结果产生误解，以下就乙肝五项进行解析。

1. 乙肝五项解析。

（1）HBsAg（乙肝表面抗原）：是属于乙肝病毒的外壳的蛋白质，它是不具有传染性的，但 HBsAg 表面抗原检测到了（即阳性），也就意味着，血清里有乙肝病毒。

（2）HBsAb（乙肝表面抗体）：一般简称表面抗体。它能和 HBsAg（乙肝表面抗原）特异地结合，然后把病毒清理。它是体内含有抗体和乙肝治愈的标志。

（3）HBeAg（e 抗原）：如果抽血化验检测出 e 抗原呈阳性，证明乙肝病毒处于活跃期，血液中病毒量大，传染性强，需要谨慎处理。而且呈连续阳性 3 个月以上就可能有乙肝慢性化倾向。

（4）HBeAb（e 抗体）：e 抗体能够和上面所说的 e 抗原结合。使 e 抗原失去活力，换句话说，e 抗体就是病毒复制停止的标志，e 抗体呈阳性，是乙肝向好的方向发展的信息之一，意味着病毒复制减少，从活跃期转向平静期，血液中病毒量下降，感染力也随之大幅下降。

（5）HBcAb（核心抗体）：这个抗体比较特殊，正感染乙肝病毒或者以前感染过乙肝病毒的人，都会呈现阳性。

2. 常出现的乙肝五项对照。

（1）第（1）项阳性，其余四项阴性：急性乙肝的潜伏期后期。

（2）第（1）（3）（5）项阳性，其余两项阴性：俗称乙肝大三阳，是急、慢性乙肝，传染性大。

（3）第（1）（4）（5）项阳性，其余两项阴性：俗称乙肝小三阳，是急、慢性乙肝，传染性小。

（4）第（1）（3）项阳性，其余三项阴性：急性乙肝的早期。

（5）第（1）（3）（4）（5）项阳性：慢性乙肝或者急性乙肝平稳期。

（6）第（1）（4）项阳性，其余三项阴性：慢性乙肝转阴或者是急性感染趋向恢复。

（7）第（1）（5）项阳性，其余三项阴性：是急、慢性乙肝。

（8）第（2）（4）（5）项阳性，其余两项阴性：曾经患有乙肝，但治愈了，有抗体保护。

（9）第（2）项阳性，其余四项阴性：①因为疫苗产生了抗体，有免疫力；②曾经有过乙肝，现在有免疫力；③假阳性。

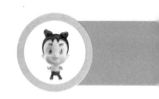

>>> 附录

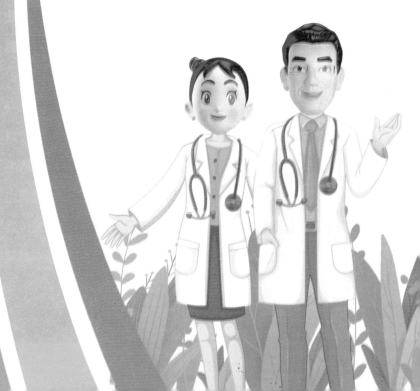

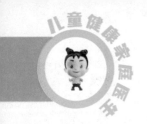

附录一： 男童身高体重对比记录表

7 岁以下男童身高（长）标准值（cm）

年龄	月龄	-3SD	-2SD	-1SD	中位数	+1SD	+2SD	+3SD
出生	0	45.2	46.9	48.6	50.4	52.2	54.0	55.8
	1	48.7	50.7	52.7	54.8	56.9	59.0	61.2
	2	52.2	54.3	56.5	58.7	61.0	63.3	65.7
	3	55.3	57.5	59.7	62.0	64.3	66.6	69.0
	4	57.9	60.1	62.3	64.6	66.9	69.3	71.7
	5	59.9	62.1	64.4	66.7	69.1	71.5	73.9
	6	61.4	63.7	66.0	68.4	70.8	73.3	75.8
	7	62.7	65.0	67.4	69.8	72.3	74.8	77.4
	8	63.9	66.3	68.7	71.2	73.7	76.3	78.9
	9	65.2	67.6	70.1	72.6	75.2	77.8	80.5
	10	66.4	68.9	71.4	74.0	76.6	79.3	82.1
	11	67.5	70.1	72.7	75.3	78.0	80.8	83.6
1 岁	12	68.6	71.2	73.8	76.5	79.3	82.1	85.0
	15	71.2	74.0	76.9	79.8	82.8	85.8	88.9
	18	73.6	76.6	79.6	82.7	85.8	89.1	92.4
	21	76.0	79.1	82.3	85.6	89.0	92.4	95.9
2 岁	24	78.3	81.6	85.1	88.5	92.1	95.8	99.5
	27	80.5	83.9	87.5	91.1	94.8	98.6	102.5
	30	82.4	85.9	89.6	93.3	97.1	101.0	105.0
	33	84.4	88.0	91.6	95.4	99.3	103.2	107.2
3 岁	36	86.3	90.0	93.7	97.5	101.4	105.3	109.4
	39	87.5	91.2	94.9	98.8	102.7	106.7	110.7
	42	89.3	93.0	96.7	100.6	104.5	108.6	112.7
	45	90.9	94.6	98.5	102.4	106.4	110.4	114.6
4 岁	48	92.5	96.3	100.2	104.1	108.2	112.3	116.5
	51	94.0	97.9	101.9	105.9	110.0	114.2	118.5
	54	95.6	99.5	103.6	107.7	111.9	116.2	120.6
	57	97.1	101.1	105.3	109.5	113.8	118.2	122.6
5 岁	60	98.7	102.8	107.0	111.3	115.7	120.1	124.7
	63	100.2	104.4	108.7	113.0	117.5	122.0	126.7
	66	101.6	105.9	110.2	114.7	119.2	123.8	128.6
	69	103.0	107.3	111.7	116.3	120.9	125.6	130.4
6 岁	72	104.1	108.6	113.1	117.7	122.4	127.2	132.1
	75	105.3	109.8	114.4	119.2	124.0	128.8	133.8
	78	106.5	111.1	115.8	120.7	125.6	130.5	135.6
	81	107.9	112.6	117.4	122.3	127.3	132.4	137.6

注：表中3岁前为身长，3岁及3岁后为身高

7 岁以下男童体重标准值（kg）

年龄	月龄	-3SD	-2SD	-1SD	中位数	+1SD	+2SD	+3SD
出生	0	2.26	2.58	2.93	3.32	3.73	4.18	4.66
	1	3.09	3.52	3.99	4.51	5.07	5.67	6.33
	2	3.94	4.47	5.05	5.68	6.38	7.14	7.97
	3	4.69	5.29	5.97	6.70	7.51	8.40	9.37
	4	5.25	5.91	6.64	7.45	8.34	9.32	10.39
	5	5.66	6.36	7.14	8.00	8.95	9.99	11.15
	6	5.97	6.70	7.51	8.41	9.41	10.50	11.72
	7	6.24	6.99	7.83	8.76	9.79	10.93	12.20
	8	6.46	7.23	8.09	9.05	10.11	11.29	12.60
	9	6.67	7.46	8.35	9.33	10.42	11.64	12.99
	10	6.86	7.67	8.58	9.58	10.71	11.95	13.34
	11	7.04	7.87	8.80	9.83	10.98	12.26	13.68
1 岁	12	7.21	8.06	9.00	10.05	11.23	12.54	14.00
	15	7.68	8.57	9.57	10.68	11.93	13.32	14.88
	18	8.13	9.07	10.12	11.29	12.61	14.09	15.75
	21	8.61	9.59	10.69	11.93	13.33	14.90	16.66
2 岁	24	9.06	10.09	11.24	12.54	14.01	15.67	17.54
	27	9.47	10.54	11.75	13.11	14.64	16.38	18.36
	30	9.86	10.97	12.22	13.64	15.24	17.06	19.13
	33	10.24	11.39	12.68	14.15	15.82	17.72	19.89
3 岁	36	10.61	11.79	13.13	14.65	16.39	18.37	20.64
	39	10.97	12.19	13.57	15.15	16.95	19.02	21.39
	42	11.31	12.57	14.00	15.63	17.50	19.65	22.13
	45	11.66	12.96	14.44	16.13	18.07	20.32	22.91
4 岁	48	12.01	13.35	14.88	16.64	18.67	21.01	23.73
	51	12.37	13.76	15.35	17.18	19.30	21.76	24.63
	54	12.74	14.18	15.84	17.75	19.98	22.57	25.61
	57	13.12	14.61	16.34	18.35	20.69	23.43	26.68
5 岁	60	13.50	15.06	16.87	18.98	21.46	24.38	27.85
	63	13.86	15.48	17.38	19.61	22.25	25.32	29.04
	66	14.18	15.87	17.85	20.18	22.94	26.24	30.22
	69	14.48	16.24	18.31	20.75	23.66	27.17	31.43
6 岁	72	14.74	16.56	18.71	21.26	24.32	28.03	32.57
	75	15.01	16.90	19.14	21.82	25.06	29.01	33.89
	78	15.30	17.27	19.62	22.45	25.89	30.13	35.41
	81	15.66	17.73	20.22	23.24	26.95	31.56	37.39

注："中位数"，表示处于人群的平均水平；如果在"−1sd 至中位数至 +1sd"即：中位数上下一个标准差范围之内，属于"正常范围"，代表了68%的儿童；如果在"（−2sd～−1sd）或者（+1sd～+2sd）"即：中位数上下两个标准差范围之内，则定义为"偏矮（高）"，代表了27.4%的儿童；如果在"（−3sd～−2sd）或者（+2sd～+3sd）"即：中位数上下三个标准差之内，则定义为"矮（高）"，代表了4.6%的儿童。极少儿童在三个标准差（<−3sd>+3sd）之外（比例小于0.5%）

身高体重记录表

日期	身高(cm)	体重(kg)	备注

姓名：　　　　　　　　出生日期：

身高体重记录表

日期	身高（cm）	体重（kg）	备注

姓名：　　　　　　出生日期：

附录二：女童身高体重对比记录表

7 岁以下女童身高（长）标准值（cm）

年龄	月龄	-3SD	-2SD	-1SD	中位数	+1SD	+2SD	+3SD
出生	0	44.7	46.4	48.0	49.7	51.4	53.2	55.0
	1	47.9	49.8	51.7	53.7	55.7	57.8	59.9
	2	51.1	53.2	55.3	57.4	59.6	61.8	64.1
	3	54.2	56.3	58.4	60.6	62.8	65.1	67.5
	4	56.7	58.8	61.0	63.1	65.4	67.7	70.0
	5	58.6	60.8	62.9	65.2	67.4	69.8	72.1
	6	60.1	62.3	64.5	66.8	69.1	71.5	74.0
	7	61.3	63.6	65.9	68.2	70.6	73.1	75.6
	8	62.5	64.8	67.2	69.6	72.1	74.7	77.3
	9	63.7	66.1	68.5	71.0	73.6	76.2	78.9
	10	64.9	67.3	69.8	72.4	75.0	77.7	80.5
	11	66.1	68.6	71.1	73.7	76.4	79.2	82.0
1 岁	12	67.2	69.7	72.3	75.0	77.7	80.5	83.4
	15	70.2	72.9	75.6	78.5	81.4	84.3	87.4
	18	72.8	75.6	78.5	81.5	84.6	87.7	91.0
	21	75.1	78.1	81.2	84.4	87.7	91.1	94.5
2 岁	24	77.3	80.5	83.8	87.2	90.7	94.3	98.0
	27	79.3	82.7	86.2	89.8	93.5	97.3	101.2
	30	81.4	84.8	88.4	92.1	95.9	99.8	103.8
	33	83.4	86.9	90.5	94.3	98.1	102.0	106.1
3 岁	36	85.4	88.9	92.5	96.3	100.1	104.1	108.1
	39	86.6	90.1	93.8	97.5	101.4	105.4	109.4
	42	88.4	91.9	95.6	99.4	103.3	107.2	111.3
	45	90.1	93.7	97.4	101.2	105.1	109.2	113.3
4 岁	48	91.7	95.4	99.2	103.1	107.0	111.1	115.3
	51	93.2	97.0	100.9	104.9	109.0	113.1	117.4
	54	94.8	98.7	102.7	106.7	110.9	115.2	119.5
	57	96.4	100.3	104.4	108.5	112.8	117.1	121.6
5 岁	60	97.8	101.8	106.0	110.2	114.5	118.9	123.4
	63	99.3	103.4	107.6	111.9	116.2	120.7	125.3
	66	100.7	104.9	109.2	113.5	118.0	122.6	127.2
	69	102.0	106.3	110.7	115.2	119.7	124.4	129.1
6 岁	72	103.2	107.6	112.0	116.6	121.2	126.0	130.8
	75	104.4	108.8	113.4	118.0	122.7	127.6	132.5
	78	105.5	110.1	114.7	119.4	124.3	129.2	134.2
	81	106.7	111.4	116.1	121.0	125.9	130.9	136.1

注：表中 3 岁前为身长，3 岁及 3 岁后为身高

7 岁以下女童体重标准值（kg）

年龄	月龄	-3SD	-2SD	-1SD	中位数	+1SD	+2SD	+3SD
出生	0	2.26	2.54	2.85	3.21	3.63	4.10	4.65
	1	2.98	3.33	3.74	4.20	4.74	5.35	6.05
	2	3.72	4.15	4.65	5.21	5.86	6.60	7.46
	3	4.40	4.90	5.47	6.13	6.87	7.73	8.71
	4	4.93	5.48	6.11	6.83	7.65	8.59	9.66
	5	5.33	5.92	6.59	7.36	8.23	9.23	10.38
	6	5.64	6.26	6.96	7.77	8.68	9.73	10.93
	7	5.90	6.55	7.28	8.11	9.06	10.15	11.40
	8	6.13	6.79	7.55	8.41	9.39	10.51	11.80
	9	6.34	7.03	7.81	8.69	9.70	10.86	12.18
	10	6.53	7.23	8.03	8.94	9.98	11.16	12.52
	11	6.71	7.43	8.25	9.18	10.24	11.46	12.85
1 岁	12	6.87	7.61	8.45	9.40	10.48	11.73	13.15
	15	7.34	8.12	9.01	10.02	11.18	12.50	14.02
	18	7.79	8.63	9.57	10.65	11.88	13.29	14.90
	21	8.26	9.15	10.15	11.30	12.61	14.12	15.85
2 岁	24	8.70	9.64	10.70	11.92	13.31	14.92	16.77
	27	9.10	10.09	11.21	12.50	13.97	15.67	17.63
	30	9.48	10.52	11.70	13.05	14.60	16.39	18.47
	33	9.86	10.94	12.18	13.59	15.22	17.11	19.29
3 岁	36	10.23	11.36	12.65	14.13	15.83	17.81	20.10
	39	10.60	11.77	13.11	14.65	16.43	18.50	20.90
	42	10.95	12.16	13.55	15.16	17.01	19.17	21.69
	45	11.29	12.55	14.00	15.67	17.60	19.85	22.49
4 岁	48	11.62	12.93	14.44	16.17	18.19	20.54	23.30
	51	11.96	13.32	14.88	16.69	18.79	21.25	24.14
	54	12.30	13.71	15.33	17.22	19.42	22.00	25.04
	57	12.62	14.08	15.78	17.75	20.05	22.75	25.96
5 岁	60	12.93	14.44	16.20	18.26	20.66	23.50	26.87
	63	13.23	14.80	16.64	18.78	21.30	24.28	27.84
	66	13.54	15.18	17.09	19.33	21.98	25.12	28.89
	69	13.84	15.54	17.53	19.88	22.65	25.96	29.95
6 岁	72	14.11	15.87	17.94	20.37	23.27	26.74	30.94
	75	14.38	16.21	18.35	20.89	23.92	27.57	32.00
	78	14.66	16.55	18.78	21.44	24.61	28.46	33.14
	81	14.96	16.92	19.25	22.03	25.37	29.42	34.40

说明："中位数"，表示处于人群的平均水平；如果在"-1sd~中位数~+1sd"即：中位数上下一个标准差范围之内，属于"正常范围"，代表了 68% 的儿童；如果在（-2sd~-1sd）或者（+1sd~+2sd）"即：中位数上下两个标准差范围之内，则定义为"偏矮（高）"，代表了 27.4% 的儿童；如果在"（-3sd~-2sd）或者（+2sd~+3sd）"即：中位数上下三个标准差之内，则定义为"矮（高）"，代表了 4.6% 的儿童。极少儿童在三个标准差（<-3sd>+3sd）之外（比例小于 0.5%）。

身高体重记录表

日期	身高(cm)	体重(kg)	备注

姓名：　　　　　　　　　出生日期：

身高体重记录表

日期	身高(cm)	体重(kg)	备注

姓名: 出生日期:

附录三：小儿补液三判、三定、三见原则

（一）【三判】判断脱水程度和判断脱水性质及液体张力

1. 判断脱水程度。

指标	轻度脱水	轻度脱水	重度脱水
失水量（%）（ml/kg）	< 5%（30 ~ 50）	5% ~ 10%（50 ~ 100）	> 10%（100 ~ 120）
精神状态	稍差，略烦躁	萎靡，烦躁	淡漠，昏睡，昏迷
皮肤、黏膜	稍干燥，弹性好	明显干燥，弹性差	极干燥，弹性极差，花纹
前囟、眼窝	稍凹陷	明显凹陷	深度凹陷
四肢末梢循环	温暖	稍凉	厥冷
血压	正常	正常	下降
休克征	无	无	有
眼泪	有泪	泪少	无泪
尿量	稍减少	明显减少	极少或无尿

2. 判断脱水的性质。

脱水性质	血浆渗透压 （mmol/L）	血钠浓度 （mmol/L）
等渗性	280 ~ 310	130 ~ 150
低渗性	< 280	< 130
高渗性	> 310	> 150

3. 判断液体的张力。

排列比例：	NS	:	GS	:	SB	:	张力	补液的目的
1 : 2 液	1		2				1/3 张	高渗性
2 : 3 : 1 液	2		3		1		1/2 张	等渗性
4 : 3 : 2 液	4		3		2		2/3 张	低渗性
2 : 1 等张含钠液	2		0		1		等张	扩容

注：GS——不记张力，即在体内转化为水和 CO_2 但算液体总份数

（二）【三定】定量、定性、定速

1. 定总量。

脱水程度	补液的总量
轻度脱水	90～120mL/kg
中度脱水	120～150mL/kg
重度脱水	150～180mL/kg

2. 定液体。

等渗性脱水	1/2 液
高渗性脱水	1/3 张
低渗性脱水	2/3 张
凡有休克——扩容	1 张

3. 定速度。

补液总量 = 累积损失量（含扩容量）+ 余下量（继续丢失量 + 生理需要量）

有休克（循环衰竭）——首先扩容，2∶1 等张含钠液 20mL/kg，30～60min 内输入

累积损失量（为总量一部分，但该量也包含扩容量，故算出后应该扣除扩容量）

轻度脱水：30～50mL/kg

中度脱水：50～100mL/kg

重度脱水：100～120mL/kg

8～12h 内输入（约 8～10mL/kg·h）

余下量（总量 - 累积损失量 = 继续丢失量 + 生理需要量）

12～16h 内输完（约 5mL/kg·h）

（三）【三见】见尿补钾、见酸补碱、见痉补钙、补镁

1. 见尿补钾。患儿有尿或来院前 6h 内有尿应及时补钾。量按 3～4mmol/kg（相当于氯化钾 200～300mg/kg），严重者增至 4～6mmol/kg。轻度脱水可分次口服；中、重度脱水可给予静滴，但浓度不超过 0.3%（40mmol/L），切忌钾盐

静脉推注。每日静脉补钾时间不应少于 8h, 需持续 4 ~ 6 天, 严重缺钾者应适当延长。

2. 见酸补碱。因输入的混合溶液中已含有部分碱性溶液, 输液后循环和肾功能改善, 酸中毒也随即纠正。也可根据临床症状和血气分析结果, 另加碱性液纠正。重度酸中毒可用 1.4% 碳酸氢钠扩容, 兼有扩充血容量及纠正酸毒的作用。

3. 见痉补钙、补镁。补液过程中出现抽搐, 先补钙, 用 10% 葡萄糖酸钙, 每次 5 ~ 10mL; 低镁血症时用 25% 硫酸镁 0.1 ~ 0.2mL/（kg·次）, 深部肌注, 每 6h 一次。

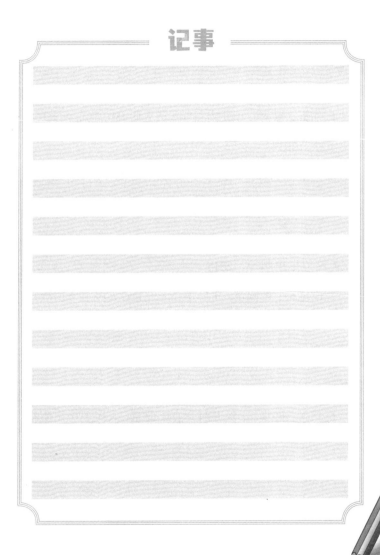

记事

参考文献

1. 孙锟，沈颖 . 小儿内科学 . 第五版 [M]. 北京：人民卫生出版社，2014.

2. 王卫平，孙锟，常立文 . 儿科学 . 第 9 版 [M]. 北京：人民卫生出版社，2018.

3. 胡亚美，江载芳 . 诸福棠实用儿科学 . 第 8 版 [M]. 北京 : 人民卫生出版社，2015

4. 申昆玲，黄国英 . 儿科学 [M]. 北京：人民卫生出版社，2016.

5. 汪受传 . 中医儿科学 [M]. 北京：中国协和医科大学出版社，2017.

6. 马融，许华 . 中医儿科学 [M]. 北京：人民卫生出版社，2015.

7. 中国中医研究院西苑医院儿科整理，赵心波 . 儿科临床经验选编 [M]. 北京：人民卫生出版社，2005.

8. 江载芳，申昆玲，沈颖，等 . 实用儿科学 [M]. 北京：人民卫生出版社，2015.

9. 吴晓莉，刘娜，苏慧 . 小儿肺炎临床诊疗 [M]. 北京：人民军医出版社，2014.

10. 国家药典委员会编 . 中华人民共和国药典临床用药须知：2015 版　中药成方制剂卷 [M]. 北京：中国医药科技出版社，2017.

11. 徐虹，孙锟，李智平，等 . 临床药物治疗学·儿科疾病 [M]. 北京：人民卫生出版社，2016.

12. 马融 . 中成药临床应用指南·儿科疾病分册 [M]. 北京：中国中医药出版社，2017.